基层卫生人才使用与激励机制

典型案例

国家卫生健康委员会基层卫生健康司
国家卫生健康委员会人事司 ┃ 组织编写
国家卫生健康委卫生发展研究中心

人民卫生出版社
·北 京·

图书在版编目（CIP）数据

基层卫生人才使用与激励机制典型案例 / 国家卫生健康委员会基层卫生健康司，国家卫生健康委员会人事司，国家卫生健康委卫生发展研究中心组织编写 . -- 北京 ：人民卫生出版社，2024. 8. -- ISBN 978-7-117-36729-5

Ⅰ. R192

中国国家版本馆 CIP 数据核字第 2024H58T51 号

| 人卫智网 | www.ipmph.com | 医学教育、学术、考试、健康，购书智慧智能综合服务平台 |
| 人卫官网 | www.pmph.com | 人卫官方资讯发布平台 |

基层卫生人才使用与激励机制典型案例
Jiceng Weisheng Rencai Shiyong yu Jili Jizhi Dianxing Anli

组织编写：国家卫生健康委员会基层卫生健康司
　　　　　国家卫生健康委员会人事司
　　　　　国家卫生健康委卫生发展研究中心
出版发行：人民卫生出版社（中继线 010-59780011）
地　　址：北京市朝阳区潘家园南里 19 号
邮　　编：100021
E - mail：pmph @ pmph.com
购书热线：010-59787592　010-59787584　010-65264830
印　　刷：天津市光明印务有限公司
经　　销：新华书店
开　　本：710×1000　1/16　　印张：10
字　　数：144 千字
版　　次：2024 年 8 月第 1 版
印　　次：2024 年 9 月第 1 次印刷
标准书号：ISBN 978-7-117-36729-5
定　　价：40.00 元

打击盗版举报电话：010-59787491　E-mail：WQ @ pmph.com
质量问题联系电话：010-59787234　E-mail：zhiliang @ pmph.com
数字融合服务电话：4001118166　E-mail：zengzhi @ pmph.com

前　言

促进卫生健康事业高质量发展，推动健康中国建设，人才是关键。基层卫生健康人才队伍是承担基本医疗和基本公共卫生服务的主要力量，是城乡居民"健康守门人"。经过近些年的快速发展，我国基层卫生健康人才队伍建设取得长足发展，但必须看到，基层卫生健康人才工作同新形势、新任务、新要求相比还有很多不适应的地方，如基层卫生人才队伍数量不足、结构不优、专业素质不高，制约基层卫生人才发展的体制机制问题仍有待进一步解决，尤其在创新人才配备政策和激励机制等方面仍是短板弱项。

党的二十大报告指出：发展壮大医疗卫生队伍，把工作重点放在农村和社区。2023年2月，中共中央办公厅、国务院办公厅印发《关于进一步深化改革促进乡村医疗卫生体系健康发展的意见》，从乡村基层卫生人才的供给、使用、激励、保障等方面提出了具体措施。中央编办等五部门联合印发《关于做好大学生乡村医生专项计划编制保障工作的通知》，明确各地按照大学生乡村医生专项计划招录的2023届高校毕业生，以及2020年新冠疫情以来通过"医学专业高校毕业生免试申请乡村医生执业注册政策"进入村卫生室工作的大学生，按程序给予事业编制保障。近年来，各省市按照中共中央、国务院决策部署，坚持保基本、强基层、建机制，持续加强城乡基层医疗卫生人才队伍建设，在一些改革先锋区敢于突破、勇于创新，力争在"引才、育才、留才、用才"上下好功夫，逐渐形成了独具特色的基层卫生人才使用与激励的新模式，涌现了一批典型经验和创新做法。

《基层卫生人才使用与激励机制典型案例》的出版有助于树立全国各地区学习和借鉴的典型和标杆，加强基层卫生人才使用与激励机制改革。本书编委会从地方推荐的 305 篇基层卫生综合改革典型案例、340 余篇紧密型县域医共体典型案例中遴选出 16 篇,通过梳理前期典型案例、现场调研和会议交流约稿 19 篇,最终确定 35 篇典型案例汇集成册。本书共分为五个部分,包括省级层面综合施策 9 篇、基层薪酬分配与激励机制 9 篇、基层卫生人才培养与使用 6 篇,县域医共体下人事薪酬制度创新 4 篇和乡村医生队伍建设与待遇保障机制 7 篇。

感谢各地卫生健康行政部门、基层医疗卫生机构和有关专家提供的典型案例材料,感谢各位专家对典型案例的精心筛选。鉴于时间和水平有限,本书难免存在不足之处,敬请各位读者提出宝贵意见。

国家卫生健康委员会基层卫生健康司

国家卫生健康委员会人事司

国家卫生健康委卫生发展研究中心

2024 年 7 月

目　　录

第二部分　基层薪酬分配与激励机制

第三部分　基层卫生人才培养与使用

第一部分

省级层面综合施策

深化人事和薪酬分配制度改革
调动基层医务人员的积极性

江苏省

2019 年以来，江苏省高度重视基层卫生人才队伍建设，全面实施卫生人才强基工程，通过采取招聘培养等"七个一批"办法、全面推行卫生人才"县管乡用"、遴选基层卫生骨干人才等措施，发展壮大基层卫生队伍。着力夯实"强基层"队伍支撑。省政府将"基层卫生服务能力和队伍建设"列为真抓实干成效明显地方激励表彰项目，引导支持各地创新完善基层卫生人才招引、培养、使用、管理机制和政策，成效明显。

一、主要做法

（一）加强培养培训，提升基层人才素质

一是加大农村订单定向医学生免费培养力度。动态调整农村订单定向医学生培养规模，鼓励有条件的医学类独立学院和高职院校增加培养计划。鼓励支持市县两级政府通过设立相应的专项补助经费、增加编制计划，满足本地基层卫生人才订单定向培养需求。2023 年，全省订单定向实际招生人数 1 974 人，有效缓解了农村地区的基层医学人才紧缺问题。二是加强基层在职人员岗位胜任力培训。按照"实用、实训、实效"原则，在县域内建设基层卫生人员实训基地，解决工学矛盾，提升服务技能。全省已建成基层卫生人员实训基地 149 个。每 2 年针

对基层全科医生、护理、乡村医生三类人员各推出10项适宜卫生技术，每年分类分层对730名适宜卫生技术师资进行培训，由师资再扩大培训至基层三类人员，每年培训达10万人次。此外，做好县乡村卫生人才能力提升培训，每年选送200名基层骨干临床医生到江苏省基层特色科室孵化中心进修培训。积极派送优秀基层医师出国研修，分4批共组织77名全科医生到英国、澳大利亚、加拿大等国学习培训，进一步开拓视野，树牢全科服务理念。

（二）深化编制人事改革，完善"引得来"机制

一是扩增基层医疗卫生机构编制。明确每2年动态调整一次基层医疗卫生机构编制总量。编制数额难以满足业务需要的，采取政府购买服务的办法保障工作开展。鼓励各地调剂部分事业编制，定向招聘在村卫生室工作满6年的执业（助理）医师，将其纳入编制管理。全省已有1 160名乡村医生纳入事业编制管理。

二是推行"县管乡用"制度。统筹调度县域内基层医疗卫生机构事业编制数额，用于基层医疗卫生机构人员补充，其人事关系集中由县级卫生健康行政部门或受其委托的机构负责管理，推行"县管乡用"，实行编制县域内统筹调度，探索区域内人才双向流动机制。目前，全省已有88个县（市、区）实施基层卫生人才"县管乡用"制度，县乡村上下贯通的职业发展机制逐步形成。

三是实施基层卫生人才统一招聘。江苏省组织面向全国的基层卫生人才招聘活动，放宽户籍、年龄等限制条件。建立全省基层卫生人员公开招考统一笔试制度。在保证卫生执业准入要求的前提下，放宽报名条件，可不设开考比例。2023年面向社会公开招聘9 662位基层急需紧缺医学人才。

四是提高基层中、高级岗位比例。明确将基层医疗卫生机构的中、高级专业技术岗位比例分别提高到50%、15%~25%，其中对社区医院、农村区域性医疗卫生中心高级专业技术岗位的比例提高到25%。对基层引进的紧缺型专业人才可按规定设立特设岗位，不受单位岗位结构比例限制，对于基层全科医生实行高级职称超岗位聘用。目前，全省基

层医疗卫生机构高级岗位设置比例已达 21.7%。

(三) 提高基层人员薪酬待遇,建立长效留人机制

一是提高绩效工资调控水平。落实"两个允许"(允许医疗卫生机构突破现行事业单位工资调控水平,允许医疗服务收入扣除成本并按规定提取各项基金后主要用于人员奖励),在基层医疗卫生机构实行"公益一类财政保障"责任,参照公益二类标准实施绩效管理。允许各地在现有基层绩效工资水平的基础上,按照当地事业单位绩效工资基准线水平的 10% 左右核增绩效工资总量,主要用于提高全科医生工资水平,使其与当地县区公立医院同等条件临床医师水平相衔接。

二是加大单位绩效工资自主分配力度。将奖励性绩效工资在绩效工资结构中的占比提高至 60%,对公益服务能力较强、内部管理规范有序的基层医疗卫生机构,除基本工资按照国家统一规定执行外,绩效工资可以完全自主分配;强化对一线工作人员的待遇倾斜,绩效分配重点向临床一线、特色科室、关键岗位、业务骨干等医务人员倾斜,保障业绩贡献突出的医生绩效工资人均水平明显高于本单位人均水平;合理确定基层医疗卫生机构主要负责人年薪水平,由县级卫生健康部门根据年度考核结果确定,原则上控制在单位年人均绩效工资水平的 150%~230% 之间,严禁将主要负责人的收入与单位的经济收入直接挂钩。四是推进家庭医生签约服务,规定不低于 70% 的签约服务费要用于薪酬分配。

三是加大基层卫生骨干人才激励力度。自 2016 年起,江苏省卫生健康委、人力资源和社会保障厅、财政厅联合组织开展基层卫生骨干人才遴选活动,每两年一个周期。地方财政按照年人均不低于 2 万元的标准给予专项经费补助,纳入当地财政预算。省财政对确认为省优秀基层卫生骨干人才的,另安排每人 1 万 ~2 万元的专项补助,并试行协议工资制对实施协议工资的人员,不纳入本单位绩效工资实施范围。目前,累计遴选省级优秀基层卫生骨干人才 10 500 人次。

二、工作成效

（一）基层卫生人才队伍逐年增加

江苏省基层卫生人才队伍持续壮大，截至 2023 年底，全省基层卫生人员数 33.12 万人，较 5 年前增加 7.74 万人，基层卫生人员数占卫生人员总数的比例从 5 年前的 34.34% 提高至 36.35%。

（二）基层医务人员积极性得以调动

基层多劳多得、优绩优酬机制已建立，2023 年全省政府办基层医疗卫生机构医务人员人均年收入为 14.58 万元，较 5 年前增加 4 万元，有效调动了基层卫生人员工作积极性。

（三）基层卫生建设发展水平稳步提升

2023 年，全省居民 2 周患病首选基层就诊比例 73.58%，县域就诊率 94.93%；由二、三级医院下转患者较去年同期增长 13.78%，由基层上转患者较去年同期增长 1.95%。在国家基层卫生健康发展水平评价中，江苏省位列全国第一；国家基本公共卫生服务综合评价位列全国第二。

全面实施基层卫生综合改革三步走
有效发挥绩效激励作用

浙江省

浙江省通过基层卫生综合改革"基层医疗卫生机构绩效工资改革、签约服务制度全覆盖、基层机构财政补偿机制改革"三步走,从政策层面明确了基层机构的功能定位和发展需求,逐步建立基层医疗卫生机构一类事业单位的保障,二类事业单位的运行管理机制。一方面,落实政府承担主体责任,体现财政制度保障;另一方面,服务与资金补助挂钩,实行多劳多得、优绩优酬,体现竞争激励机制。

一、完善薪酬激励机制,激发基层原生动力

(一)全面实施绩效工资制度

2010年,浙江省开展基层医疗卫生机构绩效工资改革。省级有关部门先后出台基层医疗卫生机构实施绩效工资制度的政策和基层医疗卫生机构开展绩效考核的指导性文件,明确工作目标和要求。截至2011年底,90个县(市、区)已全面建立基层医疗卫生机构绩效工资制度,并落实绩效考核分配。总体上,这项制度在各地运行平稳,基本体现了公益性和公平性,政府办基层医疗卫生机构职工人均工资水平较实施前有所上升;但在运行一段时间后,也发现存在激励不足的问题,有待进一步完善。

（二）进一步搞活绩效工资分配

2013 年，浙江省人力资源和社会保障厅、财政厅出台《关于进一步搞活事业单位绩效工资分配的指导意见》，明确基层医疗卫生事业单位根据需要可进一步搞活绩效工资分配形式和分配办法，不受绩效工资结构比例等限制。2014 年 4 月，在金华市基层医疗卫生事业单位绩效工资改革试点的基础上，浙江省人力资源和社会保障厅、财政厅、卫生计生委出台了《关于进一步完善基层医疗卫生事业单位绩效工资的指导意见》，进一步明确建立绩效工资增长机制，设立绩效考核奖，允许收支结余分配，基层医疗卫生事业单位可自主决定本单位绩效工资的分配形式和分配办法，不受绩效工资结构比例等限制，充分体现多劳多得、优绩优酬。

二、完善签约服务系列政策，发挥激励引导作用

2015 年，《浙江省人民政府办公厅关于推进责任医生签约服务工作的指导意见》（浙政办发〔2015〕65 号）作为全国第一个由省政府办公厅层面出台的家庭医生签约服务政策文件，明确签约服务作为分级诊疗制度建立的一项基础性工作，由原来卫生部门独家负责转变为政府主导、部门协同推进，明确签约服务经费用于补偿签约医生及其团队的人力成本且不纳入绩效工资总额，充分发挥激励引导作用。各市均出台了调整社区卫生服务价格的文件，有力地促进了居家护理、家庭病床、上门巡诊等个性化签约服务的开展。全省签约经费平均 120 元 / 人，分别由财政专项资金、医保基金、基本公共卫生服务资金以及居民个人承担等部分组成。2022 年 12 月，浙江省卫生健康委等五部门印发《关于推进家庭医生签约服务高质量发展的实施意见》，进一步推进家庭医生签约服务高质量发展。随着服务效能的提升，家庭医生薪酬水平也同步增长。杭州、宁波地区家庭医生年均收入在 20 万 ~30 万元。

三、全面推进财政补偿机制改革，着力提升服务效率

2015 年 10 月，浙江省作为当时财政部和国家卫生计生委的唯一试点，正式出台试点改革的指导意见，提出转变基层医疗卫生机构现行财政补偿模式，转变为"专项补助与付费购买相结合、资金补偿与服务绩效相挂钩"的补偿新机制。2017 年，在试点的基础上，浙江省出台《关于全面推进基层医疗卫生机构补偿机制改革的实施意见》，配套出台了测算方案、信息化建设等具体实施方案。2020 年底已实现市、县两级制度全覆盖。省级财政先后预算安排资金 3.6 亿元，支持各地信息化配套建设和改革风险调节等用途。

(一)政府"保一块,买一块"

补偿改革的核心是建立保基本与标化工作当量购买服务相结合的补偿新机制。对符合政府规定的建设发展等项目支出，由同级政府纳入财政预算，通过专项补助方式足额安排。对日常运行等经常性支出，主要通过提供基本医疗卫生服务，由政府或医保及个人按标准付费购买。通过改革，体现政府保基本的主体责任，基层机构服务数量和工作效率整体提升，居民服务的获得感和可及性提高。2014—2022 年，全省各级财政拨付基层医疗卫生机构资金持续增加，从 86 亿元增加到 219 亿元。

(二)实行分类购买,强化竞争机制

对基本公共卫生服务、重大公共卫生服务、基本医疗服务、签约服务等，探索分类购买。如对基本公共卫生服务和部分收费价格补偿不足的基本医疗服务，由政府统筹整合基本公共卫生服务项目经费和经常性收支差额补助，采用标化当量法购买。省级制定《浙江省基层医疗卫生机构补偿机制改革基本服务项目标化工作当量参考标准》，以 1 个普通门诊的工作量(15 分钟)为 1 个标准当量值，根据每个购买项目的

服务标准、人力成本、资源消耗、风险和难度等,确定 38 个服务项目的标化工作当量。按标化工作当量进行财政补偿后,从按人头补助转变成"按劳分配",倒逼基层机构"凭拳头争馒头",努力提高服务数量和质量。

(三)细化政策措施,降低改革风险

通过当量调节系数、风险调节金、明确"托底"机制、设置购买服务上限等措施,调节机构运行风险和财政支付风险。如江山市设立每年 290 万元区域专项补助和 160 万元改革风险金;义乌市根据地域、服务人口和基础能力对 14 家基层机构设置 1.0、1.2 和 1.4 等 3 个调节系数;嵊州市对基本医疗服务当量的增长总额设置 10% 的购买上限,对超过规范要求提供的基本公共卫生服务不予购买。

(四)机构补偿改革和内部分配改革联动

探索建立符合基层医疗卫生行业特点的薪酬制度,允许基层医疗卫生机构突破现行事业单位工资调控水平,允许医疗服务收入扣除成本并按规定提取各项基金后,主要用于人员奖励。如嵊州市突破原先基层绩效工资封顶,将考核结果与职工分配挂钩,上浮幅度从 20% 提高到 50%;增加机构收支结余奖,将机构年终收支结余的 50% 作为绩效工资,用于职工奖励,基层在编职工平均年收入从 2015 年的 7.85 万元增长到 2022 年的 19.50 万元。

(五)完善配套政策,强化综合推进

加强信息化支撑,实现计算机自动抽取工作当量数据和辅助审核监控措施,作为政府购买的"服务清单",使每一份服务都"看得见、有记录、可追溯"。目前,90 个县(市、区)均已建立基层补偿改革信息系统,实现本地系统数据的自动化采集、数据对账和审核确认,可分层级查看机构、科室和个人工作量,并据此拨付财政购买资金,建立了量效挂钩的优绩优酬机制,提高了财政资金使用效率绩效。同时,在补偿机制改革应用的基础上进一步拓展基层医疗卫生机构绩效考核应用,扩

展指标体系,强化数据采集,实现基层医疗卫生机构数字化绩效考核评价,考核评价结果自动关联补偿机制改革应用,实现年度资金结算应用。基层医务人员的工作质量和效率将直接与收入相挂钩,基层活力得到激发,同时也提高财政资金使用效率。

深化改革　谋求突破
稳定和壮大基层卫生人才队伍

安徽省

近年来,安徽省紧紧围绕基层卫生人才"招不来、引不进、留不住"问题,创新编制管理,深化人事制度改革,完善基层医疗卫生机构补助政策,健全乡村医生保障机制,进一步稳定和壮大了基层卫生人才队伍。

一、创新编制管理,建立乡镇卫生院编制周转池制度

2017 年,安徽省机构编制委员会办公室(以下简称"编办")、省人力资源和社会保障厅等五部门联合印发《创新编制管理　建立乡镇卫生院编制周转池制度试点方案》,按照"动态调整、周转使用、人编捆绑、人走编收"的原则,建立"县管乡用"的乡镇卫生院编制周转池制度。

(一)建立乡镇卫生院编制周转池

县级机构编制部门按照不超过医共体内乡镇卫生院空余事业编制总数 50% 的比例确定乡镇卫生院周转池事业编制规模,实行动态调整,原则上 3 年调整 1 次。

(二)明确周转池事业编制的使用标准

乡镇卫生院周转池事业编制专门用于医生、医技人员,可依据乡镇卫生院所在地经济社会发展水平,按照"一县一策"原则,由县级机构

编制部门会同相关部门确定,并报市级机构编制部门备案。

(三)规范周转池管理

乡镇卫生院周转池事业编制实行单列管理,不调整县级公立医院和乡镇卫生院编制基数,由县域医共体牵头公立医院统一管理,坚持"谁出编、谁用人"原则,按照不低于乡镇卫生院周转池事业编制实际使用数 80% 的比例,统筹安排医药卫生专业技术人员。

(四)探索"县管乡用"等多种用人方式

安徽省安庆市、长丰县等多地探索"县管乡用"工作,在县域乡镇卫生院编制总量内,依托紧密型县域医共体牵头医院,由县级卫生健康部门根据乡镇卫生院编制规模和岗位结构比例标准,统筹设定基层岗位总量和结构比例,实行"县管乡用"集中管理;合肥市、芜湖市等地探索通过政府购买岗位、员额制管理等解决基层人才问题。安徽省编制周转池等相关政策的相继落地,实现了基层卫生人才由"单位人"向"系统人"的转变,为基层"招才引才"提供了便利。

二、深化人事制度改革,落实各类向基层倾斜政策

(一)职称评定向基层倾斜

实行农村和城市基层卫生机构高级专业技术职称单独评审制度,给予倾斜政策,降低了申报材料的要求。职称评聘对基层卫生专业技术人员的论著、职称外语考试和计算机应用能力不作要求,重点评价基层医疗卫生服务能力和水平,此举让长期工作在一线的专业技术人员有了晋升职称的通道,全省乡镇卫生院和社区卫生服务中心高级职称占比稳步提升。

(二)招聘条件向基层倾斜

基层岗位招聘一般仅设置专业、学历、年龄等方面的基本条件,招

聘初级专业技术人员,具有医药卫生类大专以上学历或执业(助理)医师资格,年龄放宽至 40 周岁;招聘中、高级专业技术人员,年龄可放宽至 45 周岁。同时,对急需紧缺人才和高层次人才简化招聘程序,采取校园招聘或直接考察方式招聘。

(三)骨干医师向基层倾斜

2021 年,安徽省实施"徽乡名医"工程,每 3 年在全省乡镇卫生院(不含县城驻地城关镇卫生院)、县城以下社区卫生服务中心、村卫生室,选拔 100 名表现突出的基层卫生人员,由省卫生健康委授予"徽乡名医"荣誉称号,落实每人奖补 3 万元,享受优先评先评优、参加进修和考察活动的待遇。安徽省向基层倾斜政策的相继落地,进一步增强了基层岗位吸引力,为基层"留住人才"增加了砝码。

三、巩固完善运行机制,激发基层医疗卫生机构内生活力

2015 年,安徽省医改办、省编办、省财政等六部门联合制定《关于进一步深化基层医药卫生体制综合改革的意见》,巩固完善基层医疗卫生机构运行机制。

(一)建立"一类保障"机制

政府办基层医疗卫生机构不再实行"收支两条线"管理,全面推行财政经费定项补助。乡镇卫生院和社区卫生服务中心收入来源包括:县(市、区)财政部门按编制内实有人数全额核拨的人员经费(包括基本工资、绩效工资、离退休人员经费、社会保障经费、住房公积金);医疗服务收入扣除成本并按规定提取各项基金后主要用于人员奖励;政府购买服务的基本公共卫生专项经费,实行项目管理,经考核后拨付,严禁将公共卫生服务经费冲抵人员工资。基层医疗卫生机构基本建设和设备购置更新、周转房建设资金以及突发公共卫生事件处置经费等,由县级政府负责。

（二）健全"二类管理"绩效分配机制

落实院长（中心主任）分配自主权，提高奖励性绩效工资比例。要求基层医疗卫生机构分别按照不低于业务收支结余的 50%、10% 提取奖励基金和福利基金，用于人员奖励性绩效发放，同时加强对基层医疗卫生机构的绩效考核，将考核管理绩效、服务质量和数量、合理用药、医药费用控制、转诊率等作为重要考核指标，考核结果与基层医疗卫生机构工资总额挂钩。目前，安徽省政府办基层医疗卫生机构均实施公益"一类保障""二类绩效管理"机制，合肥市、芜湖市等地进一步提高了业务收支结余的提取比例，全省乡镇卫生院和社区卫生服务中心人均收入 10 万元左右，职工收入差距被合理拉开，基层医务人员的工作积极性被充分调动。

四、健全乡村医生保障机制，筑牢医疗卫生服务网底

（一）落实养老保障政策

认真落实在岗乡村医生养老保险比照村干部政策，支持和引导符合条件的乡村医生按规定参加企业职工基本养老保险，其缴费基数、费率按照现行养老保险制度政策执行，目前全省在岗乡村医生参保率 98.6%，实现了"应保尽保"。

（二）提高乡村医生收入

现在岗乡村医生收入通过政府购买服务予以保障，全面落实村卫生室药品零差率补助、一般诊疗费、基本公共卫生服务经费、运行补助经费等补助政策，其中村卫生室运行补助经费提高至 6 000 元 / 年，一般诊疗费提高至 7 元 / 次，并对大别山革命老区、偏远山区或服务地区常住人口不足 1 000 人的村卫生室和乡村医生适当增加补助。如黄山市建立乡村医生收入托底制度，对服务人口较少、服务成本较高、按照现有渠道和补助标准不足以维持正常运作的村卫生室，根据年度考核

结果,对月收入不足 4 000 元的乡村医生按照 4 000 元标准补齐差额;金寨县根据与县城的距离以及服务人口数量分布情况,将乡镇分为一、二、三类,分别按照 500 元 / 月、700 元 / 月、800 元 / 月发放乡村医生补助。

(三)落实退出乡村医生补助

2019 年 1 月,安徽省调整了乡村医生退出补助标准,现有工龄月补助标准从 10 元 / 月调整为 16 元 / 月,调整后退出乡村医生补助最高为工龄超过 30 年的,每人每月补助不低于 528 元,部分地市还进一步提高了补助标准。

(四)激励乡村医生提升学历和水平

实施"一村一名大学生村医提升计划",重点面向在村卫生室岗位、50 周岁以下的乡村医生,依托省内相关高校进行免费培训,到 2026 年基本实现每个行政村至少一名大专及以上学历的大学生乡村医生,同时要求对取得执业(助理)医师等资格的乡村医生结合实际给予适当激励补助,如六安市、蚌埠市、安庆市等地按照乡村医生的资质(乡村医生、执业医师、执业助理医师),在原有政府购买服务的基础上,再给予 500~1 000 元 / 月的补助。安徽省各项乡村医生待遇保障措施的相继落地,稳定和优化了乡村医生队伍,进一步筑牢了村级卫生健康服务网底。

综合施策
加强基层卫生人才队伍建设

湖南省

近年来，湖南省将"发展壮大农村和社区医疗卫生队伍"纳入政府工作报告内容和对市县考核范畴，从财政保障、编制核定、薪酬待遇、职称晋升等方面多点发力，多措并举，不断加强基层卫生人才队伍建设，成效明显。

一、主要做法

（一）完善基层卫生人才相关政策

近几年，湖南省主要在基层医疗卫生机构编制，基层卫生人才招聘、职称评定、绩效分配等方面突破原有政策限定，给基层"松绑"。一是强化政府办医责任。湖南省政府发文，明确"政府举办的基层医疗卫生机构为公益类事业单位，实行公益一类事业单位财政保障"。二是完善编制管理。全省乡镇卫生院、社区卫生服务中心分别按每千服务人口 1.4 人和 1.0 人的标准核定，明确以县为单位每 5 年动态调整基层编制总量，盘活用好存量编制，将空编率控制在 5% 以内。三是健全招聘倾斜政策。对取得执业（助理）医师资格或卫生技术中级及以上职称或全日制医学本科及以上学历的急需紧缺人才，可以以考核方式招聘。明确艰苦边远地区公开招聘基层卫生技术人员可适当放宽年龄要求，不设置开考比例，建立健全人才双向流动机制，全面推行"县管乡用、乡聘村用"。四是改革职称晋升政策。实施以县(市、区)为单位"打捆"统一进行基层医疗卫生机构岗位设置,统筹使用岗位数,参照相关规定按照中级增加 5 个百分点、高级增加 3 个百分点调整乡镇医疗卫生机构专业技术岗位结构比例。明确对达到工作年限的基层卫生技术人员,在参加全国卫生专业技术资格考试时,在国家标准"合格"的基础上每科目降低 10 分,达到者不受岗位结构比例限制。五是完善绩效工资政策。落实"两个允许",即允许基层医疗卫生机构在当年医疗服务收入扣除成本和提取各项基金后的结余中,提取一定比例用于增发单位当年的奖励性绩效,增发部分纳入单位当年绩效工资总量,不作为绩效工资基数。在奖励性绩效工资中增设"全科医生津贴"项目,即对乡镇卫生院 / 社区卫生服务中心全科医生按每人每月不低于 500 元标准发放的政策,提升了全科医生服务基层的吸引力。

(二)加大基层卫生人才培养力度

一是加大全科医生培养力度。建立全科医生培训基地,严格要求各地选送人员的素质、数量,确保全科医生培训取得实效。二是持续开展乡、村两级医卫人才本土化培养。湖南省抓住省委人才工作领导小组关注基层教育卫生工作的机遇,将实施乡村医生本土化培养写进省委、省政府文件。2013—2019 年连续 7 年培养本土化乡村医生 6 700 余人。自 2018 年起,主要面向乡镇卫生院实施基层卫生人员本土化培养,截至 2023 年已培养 6 000 多人。三是加强在岗培训。采取集中培训、网络在线培训、学历教育等多种形式提升能力水平。将培训与考试相结合,确保培训效果。为加大乡村医生培训力度,2013 年湖南省财政厅、省人力资源和社会保障厅、省卫生厅印发了《关于在就业专项资金中列支乡村医生岗位技能培训经费的通知》,每年在同级就业专项资金中列支乡村医生培训经费每人 200 元,保证了培训数量和质量。

(三)落实乡村医生聘用及养老政策

一是实施大学生乡村医生专项计划项目。启动大学生乡村医生专项计划,首批招录 231 人并纳入乡镇卫生院编制管理;积极破解基层

"小马拉大车"问题,及时增补 100 个大学生乡村医生编制。二是试点乡村医生评定等级筑牢基层网底。探索建立乡村医生等级评定制度,将乡村医生评定为一、二、三级,分别给予每月不少于 800 元、500 元、300 元的工作补贴,2023 年 16 个试点县评定一至三级乡村医生 3 205人(一级 133 人、二级 1 313 人、三级 1 759 人),并安排 50 个编制择优招录一级乡村医生,2024 年新增 68 个试点县。三是推进乡村医生养老保障制度建设。利用省政府重点民生实事项目——"明确补助每个行政村卫生室每年运行经费 6 000 元"的契机,完善乡村医生养老保险制度。

二、初步成效

(一)全科医生比例不断提升

通过培养、转岗培训和调剂等方式,2023 年底全省每万人口全科医生数达到 4.41 人。

(二)乡村医生执业(助理)医师占比提升

2023 年,全省乡村医生中执业(助理)医师占比较上年提高了 5 个百分点。

(三)乡村医生养老保险参保率稳步提升

全省 60 岁以下在岗乡村医生参保率达 99.55%(年缴费 2 000 元以上),其中 45 岁以下参加企业职工养老保险率 93.16%。

(四)基层卫生总诊疗量持续提升

上述政策措施的实施,激发了基层医疗卫生机构活力,调动了基层医务人员积极性。2023 年,全省基层医疗卫生机构诊疗人次占总诊疗人次比例达到 63.9%。

综合施策　谋求实效
推进基层卫生综合改革纵深发展

广东省

习近平总书记指出："城乡区域发展不平衡是广东高质量发展的最大短板"。广东省作为全国地市最多的省份,21 个地市共设置了 1 164 个乡镇卫生院、653 个社区卫生服务中心,基层医疗卫生机构体量大、类型多、基础不一,发展不平衡的问题同样在基层医疗卫生体系中存在。为"努力把短板变成'潜力板'",推动基层医疗卫生机构整体能力提升,广东省部署和实施了一系列行之有效的措施,其中最为基础的就是对基层医疗卫生机构(指政府办乡镇卫生院和社区卫生服务中心,下同)实行"公益一类财政供给、公益二类绩效管理",疏通了制约基层医疗卫生机构发展的瓶颈,基层医疗卫生服务网底更加稳固,发展动能更加强劲。

一、主要措施

(一)建章立制,凝聚基层卫生综合改革工作合力

广东省的基层医疗卫生综合改革工作由省委、省政府高位统筹、高位推动,在省直各部门的密切配合下建立了较为完善的工作机制,形成同频共振的工作合力。一是完善政策体系。2017 年,广东省委、省政府出台了《关于加强基层医疗卫生服务能力建设的意见》,允许乡镇卫生院和社区卫生服务中心在保持公益一类性质不变的情况下,实行"公益

一类财政供给,公益二类绩效管理",人员实行县招县管镇用。2018 年,广东省人力资源和社会保障厅等三部门联合印发《关于进一步完善基层医疗卫生机构绩效工资制度的意见》,实现"六个允许"政策的落地生根。二是强化工作指导。广东省卫生健康委深入县(市、区)开展调研指导,覆盖所有 21 个地市,讲解和分析新形势下基层医疗卫生机构的发展态势,广泛灌输"政府保基本、绩效靠发展"的理念,及时纠正错误认识,指导各地剖析问题、研究对策,逐项突破工作瓶颈。三是加大业务培训。广东省定期组织专家,通过线上线下多种方式开展专项培训,进一步明晰改革措施的内涵和要求,并安排工作先进地区分享经验做法,为全省全面推开基层综合改革工作提供政策蓝本。四是狠抓任务落实。自 2020 年起,广东省从省级层面逐一审核所有县(市、区)的政策落实情况,对存在问题的县(市、区)提出针对性的指导意见,并将审核结果印发至各地级以上市人民政府和市医改办。同时,广东省每年均将审核结果纳入医改考核,作为政府目标管理绩效考核的重要内容,力促各地推进落实。五是开展动态监测。在财政投入逐年增加的情况下,广东省从"投入—效果"维度开展基层医疗卫生综合改革监测,建立运行情况监测体系,将医疗服务性收入占比、财政收入占比、基层与县级公立医院人均工资性收入比值、收支结余机构数及结余额度、核增绩效工资总量增长率、门急诊及住院量增长率、新技术新项目开展情况等作为核心指标,动态监测实施效果,分析政策措施的边际效益,发现问题及时纠偏,有效规避盲目追求经济收益而忽略公益职能、盲目扩大机构体量而忽略高质量发展、盲目扩展业务范围而忽略整体布局、盲目增发人员绩效而忽略运行负担等问题。

(二)固本培元,注入基层医疗卫生机构发展动力

　　广东省切实发挥政府对基层医疗卫生机构的保障作用,统筹省、市、县多级财政,落实"公益一类财政供给",建立了稳健持续的投入机制。一是保障发展建设支出。政府办基层医疗卫生机构的基本建设与设备购置等发展建设支出,由政府财政根据机构发展建设规划足额安排。二是保障人员经费支出。基层医疗卫生机构编制内离退休人员除

由机关事业单位养老保险基金发放的基本养老金和职业年金待遇以外的相关费用,编制内在职员工的基础性人员费用、人员培训和招聘所需支出,由市县两级财政根据政府卫生投入政策等安排。三是保障专项经费支出。广东省按事项保障基本公共卫生项目、突发公共卫生事件处置和对口支援等指令性工作以及经常性收支差额补助等,有关专项补贴实施单列管理,不冲抵"公益一类财政保障"应有投入。2023 年,在财政较为紧张的情况下,广东省纳入基层综合改革审核的 177 个县(市、区)[包含东莞市和中山市的镇(街),不含深圳的区,下同]中,170个县(市、区)的基层医疗卫生机构落实了"公益一类财政供给,公益二类绩效管理"(占比 96%)。

(三)赋能放权,激发基层医疗卫生机构运营活力

在"公益一类财政供给"覆盖面、受益面不断拓展的情况下,广东省更加重视激发基层医疗卫生机构的内生活力。一是基层医疗卫生机构可不实行"收支两条线"管理,各地根据实际,机构收支结余部分可自行留用或上缴后再返还;二是允许基层医疗卫生机构突破现行事业单位工资调控水平,绩效工资总量不予限制或核定绩效工资总量但有收支结余时可予以核增,打破"吃大锅饭""做多做少一个样"的局面;三是允许医疗服务收入扣除成本并按规定提取各项基金后主要用于人员奖励,机构可结合实际情况确定合适的分配方式,奖励性绩效工资重点向临床一线、关键岗位、业务骨干和做出突出贡献的人员倾斜;四是引导树立正确的绩效增长理念,财政投入和绩效分配不与创收指标挂钩,引导机构通过合理拓展业务范围、提供优质医疗服务等方式提升业务收入。

(四)敦本务实,提升基层医疗卫生机构业务能力

满足群众需求是综合改革的基本导向,而提升服务能力是满足群众需求的基本保证。在 2017—2019 年实施第一轮"卫生强基"工程的基础上,2023 年广东省又接续印发了《深入实施"百千万工程"新一轮基层卫生健康服务能力提升五年行动》,规划通过"基层公共卫生服务

体系建设""紧密型县域医共体建设""万名医师下乡"三大工程,以及
"三级医院组团式紧密型帮扶"等 16 个子项目,推动优质医疗卫生资源扩容提质和下沉基层,从机构布局、硬件设施、队伍结构、学科建设、适宜技术推广等方面,提升县、镇、村三级医疗卫生机构服务能力,进一步推动基层医疗卫生机构良性、健康发展。

二、工作成效

(一)常态一类财政保障机制有效建立

截至 2023 年底,广东省政府办基层医疗卫生机构拥有一类事业编制在岗人员 95 652 人,省财政对此类人员的"公益一类财政供给"专项投入达到 113.68 亿元,年人均达到 11.88 万元,其中 81 个县(市、区)对基层医疗卫生机构的人均人员经费投入已达到或高于同级公益一类事业单位财政保障水平。

(二)二类绩效管理效能持续发挥

广东省纳入基层综合改革评价的 177 个县(市、区)中,176 个县(市、区)突破了现行事业单位工资调控水平,绩效工资总量不予限制或核定绩效工资总量但有收支结余时可核增绩效,占比 99.4%;基层医疗卫生机构可按规定自主调整基础性绩效和奖励性绩效比例的县(市、区)有 156 个,占比 88.1%;收支结余可留用或先上缴财政后再返还的县(市、区)有 172 个,占比为 97.2%。基层医疗卫生机构对合理收入的支配权"看得见、用得上",有效调动了干事创业的积极性,基层活力得到进一步激发。

(三)基层收入结构得到合理优化

广东省开展紧密型县域医共体建设的 65 个县(市、区),基层医疗卫生机构人均收入与牵头医院人均收入的比值平均以接近 1% 的增幅增长;基层医疗卫生机构医疗服务收入占医疗收入的占比平均达到

24.3%,最高达41.5%,其中34个县(市、区)比值较上年持续提升,基层医疗卫生机构收入结构得到持续优化。

(四)基层医疗卫生机构服务能力不断提升

2023年,广东省基层医疗卫生机构人数比3年前增加了11.7%,基层诊疗量占比较上年提高2.4个百分点,县域医共体检查结果互认率98.8%、检验结果互认率96.3%;新增205个基层医疗卫生机构达到国家推荐标准。全省基层医疗卫生机构业务收入超过1 000万元的占比达44.5%,较2020年提升了9.2个百分点;自2020年起,环比以每年3个百分点的增幅稳步增长。

实施"一村一名大学生村医计划" 推动实现乡村医生学历能力双提升

吉林省

吉林省持续将推进"一村一名大学生村医计划"作为省政府重点工作,依托长春医学高等专科学校、白城医学高等专科学校创新性地开展乡村医生学历提升培养模式,线上线下相结合,兼顾解决工学矛盾,乡村医生学习3年期满毕业后取得全日制大专学历,在参加国家医学资格考试方面享受与普通高等院校毕业生同等待遇。

一、全力组织推进,高质量完成目标招录任务

吉林省实施"一村一名大学生村医计划",共招录4 793人,其中,在岗乡村医生3 551人,在村卫生室从事基本公共卫生服务的人员528人,乡镇卫生院人员324人,其他人员380人。培养临床医学、中医学和针灸推拿3个医学专业。在院校第二学年培养的学员,将于2024年底毕业。

二、务实培养模式,推动乡村医生学历能力双提升

省卫生健康委、省教育厅会同两所培养院校认真研究,扎实做好院校对乡村医生的培养工作,确保学校"培养有方",乡村医生"学有所成"。在课程设置方面,结合乡村医生工作实际特点,在完成临床、中医等国家教学大纲的基础上,适当增加基本公共卫生服务项目、家庭医生

签约服务、农村地区新冠疫情防控等基层卫生工作内容,以及医疗卫生行业法律法规的相关课程。在培养方式方面,采取集中授课、分类教学、送教下乡、线上线下并行等灵活多样模式,既注重医学理论知识的传授,又保证临床医学实践操作的有序进行;既保证乡村医生学习基础知识和学会基本操作,又拓宽乡村医生的知识面和视野。在教学管理方面,严格落实各教学环节,开发建设配套教学资源,合理安排教学实践活动,注重提高学员解决实际问题的能力。

三、强化顶层设计,农村卫生事业取得扎实成效

省委、省政府主要领导召集省卫生健康委、省教育厅、省财政厅、省中医药管理局主要负责同志专题部署,明确工作思路,确定目标任务和培养计划,多方筹措资金,为顺利完成目标任务提供坚强的保障。

(一)招生组织有序

严格按照政策要求,严格规范招生程序,县级卫生健康行政部门推荐审核,教育行政部门会同卫生健康行政部门组织高职扩招网上补报名、信息确认、现场复核、体格检查,培养院校会同教育、卫生健康行政部门组织志愿填报、职业技能测试和考生录取,招生录取过程规范、结果透明。

(二)乡村医生参与积极性高

科学合理设定培养目标,明确学历提升后的相关政策待遇,广泛发动乡村医生积极参与。免除报名费、考试费,免予文化素质考试,让参与报名乡村医生放下思想负担。利用上级下派、邻村代管等模式,保障乡村医生离岗培养期间医疗卫生服务接续,进一步解除乡村医生的后顾之忧,基本实现"能报则报""应报尽报""应录尽录"。

(三)队伍力量充实

适当放宽条件,向重点地区倾斜,向缺少乡村医生的偏远村屯倾

斜,培养本乡本土的乡村医生,边境县市、乡村振兴重点县乡村医生队伍梯队得到较好的补充,东、西部脱贫地区和边境县市多年来存在的缺少乡村医生、乡村医生年龄较大、能力不强等问题有望逐步缓解。

完善机制　强化保障
在乡村医生队伍建设上下功夫

重庆市

重庆市着力强体系、促改革、提能力、优保障,积极推进乡村医生队伍建设,织密织牢基层卫生服务网底,不断夯实乡村振兴健康屏障。

一、完善服务体系,确保乡村医生有阵地干

(一) 优化村卫生室设置

根据城镇化发展调整村卫生室规划设置,原则上每个行政村只设置1个村卫生室。按照乡村振兴要求,为村卫生室全部标准化配好业务用房和设施设备,保障村级医疗卫生服务供给。

(二) 推进村卫生室公有化

对796个业务用房为乡村医生自有(租)房的村卫生室,新建328个,依托村党群服务中心建设468个,力促村卫生室房屋产权集体化(公有化)。

(三) 创新星级管理

2020年起,创新开展村卫生室星级评定,从人员设施设备、服务能力等方面将全市村卫生室分为五星、四星、三星3个等级。截至2023年,全市共评出星级卫生室7 762个,占全市村卫生室的81.74%。在绩

效奖励、医保分配等政策方面向星级村卫生室倾斜。如:开州区对评定为四星及以上的村卫生室,医保总额资金在当年测算数据的基础上上调 2%~5%;未达星级标准或未参与评定的,则降低 5%~10%。

二、推进"乡聘村用",确保乡村医生有人干

(一)落实村卫生室一体化管理

推进"乡聘村用"改革,将符合条件的村卫生室逐步延伸为卫生院的村级医疗服务点,将村卫生室人员的编制核定和聘用纳入乡镇卫生院统筹安排。全市共有"乡聘村用"人员 325 名,其中用编制招聘的乡村医生 107 名、编外聘用的乡村医生 218 名。

(二)健全派驻巡诊机制

通过定向考核、择优录取、公开聘用等方式,由乡镇卫生院与医务人员签订劳务合同,并派驻到村卫生室,充实乡村医生队伍,全市共开展巡诊服务 429 个村、派驻服务 109 个村。

(三)实施大学生乡村医生专项计划

医学专业高校毕业生可免试注册乡村医生,由乡镇卫生院与其签订服务协议,按规定落实相应待遇。优先将具有执业(助理)医师资格的大学生乡村医生作为乡镇卫生院临聘人员,名额不纳入乡镇卫生院临聘人员总量。2023 年,全市新招录大专及以上学历乡村医生 68 人。

三、严格培训考核,确保乡村医生有能力干

(一)加强能力培训

实施国家基层卫生人才能力提升培训项目,每年培训乡村医生等基层人员 1 000 名。实施健康扶贫培训项目,每年培训乡村医生

2 000 名。

（二）引导参加执业医师考试

协调重庆三峡医药高等专科学校,组织面向乡村医生的执业(助理)医师免费考前培训,现已累计培训乡村医生 5 000 余名。2023 年,全市乡村医生中执业医师占比较 2020 年提高了 4.42 个百分点。

（三）严格绩效考核

采取"工分制"等量化方式,严格运行"三级绩效评价"管理机制,运用"区卫生健康委→公共卫生机构→基层医疗卫生机构→村卫生室"的绩效考核督导方式,连续考核不合格的乡村医生不予再注册。

四、强化工作保障,确保乡村医生有意愿干

（一）保障财政投入

在国家规定的基本药物制度补助、基本公共卫生服务补助和一般诊疗费补助的基础上,市级增加乡村医生专项、村卫生室运行专项等补助。动态调整乡村医生补助标准,专项补助标准从每月每人 400 元提高到执业医师 1 000 元、执业助理医师 800 元、乡村全科执业助理医师 700 元、乡村医生 600 元的标准,乡村医生服务更有干劲。如:南岸区财政按照每人每月 2 500 元标准给予乡村医生专项经费补助。

（二）保障离岗待遇

对符合条件的离岗乡村医生,按照每服务一年 600 元的标准发放养老保险一次性定额补助,按照每服务一年每月 10 元标准发放医疗补贴(按月发放),现有 4.7 万名离岗乡村医生已落实补助。在岗乡村医生,已纳入事业编制的按有关规定购买养老保险,未纳入事业编制的利用乡村医生专项补助新增金额参加养老保险。

（三）保障执业安全

在村卫生室推进医疗责任险和意外伤害险，积极化解乡村医生执业风险。如：武隆区建立在岗乡村医生"双保险"机制，按"先缴再补，不缴不补"原则进行补贴，通过居民、职工基本养老保险和意外伤害保险"两险并保"，解除乡村医生养老和日常意外等后顾之忧。

立足实际　抢抓机遇
推动大学生乡村医生队伍建设稳步发展

甘肃省

近年来,甘肃省卫生健康委坚持把大学生乡村医生的预储、招录、培养、使用和管理等工作,作为加强乡村医疗卫生体系建设的基础工程紧抓不放,接续打出"早育苗、广招录、强能力、优待遇、严管理"的组合拳。

一、抓自主造血、外部输血,做大人才"总盘子"

(一)立足自身预储人才

连续十年实施大专层次乡村医生订单定向培养项目,已招录 2 361 名、毕业 1 149 名,毕业后直接安排到村卫生室执业,推动乡村医生队伍结构迭代升级。

(二)积极主动延揽人才

甘肃省印发《关于加强和改进全省卫生健康人才引进工作的通知》,放宽农村医疗卫生人才招录自主权,加大急需紧缺人才招聘力度,省卫生健康委联合省委组织部、省人力资源和社会保障厅等部门举办全省卫生人才招聘会,重点推介基层卫生岗位,并在省内医学院校开展"大学生乡村医生招聘月"活动,引导医学专业毕业生到村卫生室执业。

二、抓身份转变、编制保障,提升岗位"吸引力"

前些年,甘肃省通过将全省所有村卫生室转化为乡镇卫生院派出机构的办法,组织乡镇卫生院与乡村医生签订聘用劳动合同,将包括大学生乡村医生在内的所有乡村医生身份转变为乡镇卫生院临聘职工。2023 年 12 月,国家部署实施大学生乡村医生编制保障专项计划后,甘肃省卫生健康委抢抓历史机遇,聚力推动大学生乡村医生成为"公家人"。

(一)建立机制抓联动协作

依托甘肃省进一步深化改革促进乡村医疗卫生体系健康发展领导小组,成立卫生健康委、编办、教育厅、财政厅、人力资源和社会保障厅等五部门工作专班,建立"政策共研、方案共定、工作共抓、问题共解"联动协作机制,实现编制保障工作 60 天内平稳落地。

(二)严格标准抓资格核定

建立省、市、县三级五部门联审机制,制订 8 条审核依据,集中 8 天时间,采取"现场 + 系统"方式,严格核定 989 名在岗大学生乡村医生的编制保障资格,稳慎做出"纳入""暂不纳入""不纳入"等处理,确保入编保障质量不降低。

(三)统分结合抓公开招聘

区分面向社会公开招聘和已在岗专项招聘两个群体,分别制订方案、细化流程,分步压茬推进各项工作落实。省级工作专班统一组织 793 名医学专业大学生公开招聘笔试工作,并指导各地如期完成面试、健康体检、结果公示、上报备案等工作。同时,按照"省级指导、市级主责、县级配合"的原则,集中组织已在岗服务的 989 名大学生乡村医生专项招聘。

(四)创新方法抓核编准备

创新提出"先聘用、后入编"的办法,指导乡镇卫生院与 1 293 名大学生乡村医生签订事业单位人员聘用合同,与编内人员实行同工同酬。省级工作专班复核完已聘用人员相关资料和编制数后,甘肃省委编办将向中央编办请示备案核增编制,及时办理入编手续。

三、抓脱产培训、岗位赋能,增强履职"真本领"

(一)扎实组织岗前集训

县级卫生健康行政部门组织大学生乡村医生开展岗前集中培训,考核合格后安排上岗执业。乡镇卫生院采取"师徒结对、以老带新、每月不少于4天的临床带教"等措施,帮助大学生乡村医生快速提高实际服务能力。

(二)多措组织在岗培训

全面推开"线上随机培训和集中办班培训"模式,省卫生健康委组织省内外专家录制政策法规、村级常见病多发病诊治、传染病防控等课程,依托远程培训平台组织大学生乡村医生随时随地学习岗位必备政策和技能。在全省范围内遴选打造12所乡村医生培训基地,重点组织大学生乡村医生脱产培训,确保上岗3年内实现培训全覆盖。

(三)主动开展考前培训

积极引导大学生乡村医生考取执业(助理)医师资格,省卫生健康委免费开展考前专项培训,已有25.58%的大学生乡村医生取得执业(助理)医师资格,并将其优先安排到服务人口较多的村卫生室执业。

四、抓收入提高、待遇保障,保证队伍"稳定性"

未纳入编制保障前,坚持做到"两个有"。

（一）基本收入有保证

积极整合政策资金,明确 6 部分收入补助(省级定额补助、国家基本药物制度补助、国家基本公共卫生服务项目补助、中医药服务收入、一般诊疗费收入、家庭医生签约服务补助)。对取得执业(助理)医师资格的大学生乡村医生,将 70% 的基本公共卫生服务任务量交其承担,通过考核支付相应比例的补助资金。

（二）养老后路有保障

积极为大学生乡村医生购买企业职工养老保险,由乡镇卫生院和乡村医生个人按 16 : 8 比例共同缴纳养老保险费(乡镇卫生院缴纳部分纳入县级财政预算),全省大学生乡村医生 100% 落实企业职工养老保险。同时,鼓励各地为大学生乡村医生购买医疗责任险,进一步健全村卫生室医疗风险分担机制。

截至 2024 年 3 月底,甘肃省共招录 1 387 名医学专业高校毕业生到村卫生室执业,并计划将 1 293 名纳入编制保障管理计划,有效解决医学专业大学生就业问题,持续优化乡村医生队伍结构,积极满足新时代农村群众医疗健康需求,持续筑牢中国式现代化甘肃农村健康之基。下一步,中央编办核准编制后,将按照政策规定严格落实工资待遇,探索将大学生乡村医生服务纳入乡镇卫生院绩效考核,并从工作职责、待遇保障、绩效考核等方面,研究、制定加强大学生乡村医生管理制度,真正让这项利长远的好政策发挥应有效益、惠及农村群众。

筑巢引凤添活力　聚才引智强基层
建强乡村医疗卫生人才队伍

新疆维吾尔自治区

近年来,新疆维吾尔自治区卫生健康委贯彻落实"以基层为重点"新时代党的卫生与健康工作方针,按照保基本、强基层、建机制的原则,从保基本起步,从建机制着眼,从强基层入手,在乡村人才队伍方面坚持"筑巢""引凤"相结合,构筑基层卫生重才留才"生态圈",完善乡村医疗卫生服务体系,提高乡村医疗卫生服务质量和可及性。

一、主要做法

(一)增强乡村卫生人员业务本领

自治区着眼于让老百姓在家门口能看病、看好病,以基层为重点推进服务能力建设。一是积极开展乡村两级卫生人员基地培训和跟班学习。依托基层卫生人才实训基地,重点加强基层常见病多发病的诊疗、基本公共卫生服务、中医适宜技术等培训,并选派基层优秀骨干全科医师赴东部省市跟班学习。2019 年至今,累计培训基层骨干医师 1 038 人、乡村医生 5 943 人。二是整合各类培训资源扩大培训范围。2024 年起,自治区依托新疆第二医学院、国际合作中心、基金会等对基层医疗卫生技术人员、公共卫生人员、机构管理人员、财务人员开展有针对性的培训,并扩大培训规模,督促各地(州、市)利用援疆医疗卫生资源开展补充培训,对基层医疗卫生人员能力培训全覆盖,建立完善全区基层卫生人员培训库,实现基层卫生技术人员能力和医学考试通过率双提升。三是医共体"三下沉",基层提能力。建立医共体牵头医院人员、技术、服务"三下沉"常态化工作机制,将优质技术和服务向基层延伸,常态化对基层医疗卫生机构卫生技术人员开展技术指导帮扶,截至 2023 年底,牵头医院在 30% 的基层成员单位设立名医工作室,50% 的副高级及以上职称医务人员每周在名医工作室的服务时间不少于 1 天,基层诊疗能力和水平进一步提升。

(二)畅通乡村卫生人才队伍补充渠道

建立健全了乡村卫生人才队伍的补充渠道,全区乡村医疗卫生人员数量逐年增加。一是持续实施订单定向免费医学生培养。委托新疆医科大学、部分职业技术学校等为基层培养全科医生和乡村医生。截至 2023 年底,共为基层培养全科医生 4 885 人、助理全科医生 2 737 人;阶段性实施订单式乡村医生培养 7 357 人。二是开展大学生乡村医生专项计划。2024 年 2 月,《新疆维吾尔自治区大学生乡村医生专项计划实施方案》(新卫基层卫生发〔2024〕1 号)印发,确定招聘对象、实施步骤和政策保障机制。截至 2024 年 6 月,自治区已完成 318 名大学生乡村医生专项计划招聘工作,已全部到岗,并签订聘用协议。稳妥延续实施专项计划,积极会同机构编制、教育、财政、人力资源和社会保障等部门制订 2024 年度的招聘计划,并通过官方网站、公众号等平台向社会发布岗位信息。三是新准入一批乡村医生。2019—2022 年,新疆维吾尔自治区卫生健康委开展乡村医生执业资格考试;共补充 7 693 名乡村医生到村卫生室,逐步清退村卫生室不合格人员,促进乡村医生队伍职业化。

(三)加强乡村卫生人员待遇保障

一是建立多渠道补偿机制。通过"乡村一体"机制建设,落实乡镇卫生院对村卫生室业务管理和指导责任,督促各地落实乡村医生待遇,完善乡村医生多渠道补偿机制,使其收入有保障。自治区财政对全区乡村医生予以 800~1 200 元 / 月的补助。博尔塔拉蒙古自治州、昌吉回族自治州、哈密市将乡村医生补助标准提高至 2 380~3 500 元 / 月。洛浦县将乡村医生人均工资提高至 4 100 元 / 月，乡村医生取得执业医师资格证一次性奖励 10 000 元、执业助理医师资格 5 000 元，实行同工同酬。二是妥善解决乡村医生后顾之忧。已纳入事业编制的乡村医生，按照有关规定参加机关事业单位基本养老保险、职工基本医疗保险等社会保险。未纳入事业编制的乡村医生，按照有关规定参加企业职工基本养老保险或城乡居民基本养老保险、职工基本医疗保险或城乡居民基本医疗保险等社会保险。布尔津县财政投入资金 7.92 万元，为工作满 3 年以上的工作考核优秀的 15 名乡村医生缴纳住房公积金。三是落实 "两个允许"，提高基层医务人员薪酬水平。在不改变现行财政对乡村医疗卫生机构运行投入的基础上，大力推进 "公益一类财政供给、公益二类绩效管理"，合理核定绩效工资总量和水平。乡镇卫生院在当年医疗服务收入扣除成本按规定提取各项基金后的结余中，60%~80% 用于医务人员绩效，纳入单位绩效工资总量，不作为绩效工资总量核定基数。阿克苏地区实施县域医共体模式下的薪酬分配办法，每月可为基层医务人员发放 500~6 000 元不等的绩效工资。四是实施 "定向评价、定向使用" 政策。对县（市、区）政府办乡镇卫生院、村卫生室、社区卫生服务中心的卫生专业技术人员实施职称评聘 "定向评价、定向使用"。例如：阿克苏地区沙雅县出台《沙雅县人事管理办法》《沙雅县医疗集团人才引进十条措施》等引才政策。按照 "关系不变、双向流动、县管乡用、上下互动" 的原则，积极推进医疗集团内部人员合理流动，引进人才 354 人、下派任职 7 人、提拔重用乡镇卫生院领导 5 人、内部交流 97 人。

二、工作成效

（一）基层医疗卫生人员队伍不断壮大

全区每千人乡村两级医务人员数达到 4.01 人。乡镇卫生院卫生技术人员数从 2019 年的 2.19 万人增长到 2023 年底的 2.51 万人，净增长

0.32 万人；其中，执业（助理）医师从 0.79 万人增长到 0.91 万人。村卫生室执业人员数从 2019 年的 2.47 万人增长到 2.61 万人，净增长 0.14 万人，增长主要为执业（助理）医师。

（二）基层医疗卫生服务能力持续增强

"优质服务基层行"在全区规范有序开展，已成为提升机构软硬件能力的有力抓手，基层卫生人才队伍壮大和优化是关键。截至 2023 年，681 所基层医疗卫生机构达到"优质服务基层行"活动基本标准（占比 62.76%），183 所基层医疗卫生机构达到推荐标准（占比 16.87%）。3 561 所村卫生室达到基本标准（占比 41.05%），1 230 所达到推荐标准（占比 14.18%）。

（三）综合改革红利明显

全区 89 个县（市、区）中，55 个县（市、区）的医共体初步达到紧密型标准，占比 61.8%。全区县域基层医疗卫生机构门急诊占比为 50.4%，与 2020 年相比增长 11.9%；县域内基层医疗卫生机构医保基金占比为 17.3%，同比增长 2.0%。随着自治区紧密型县域医共体建设的推进，基层医务人员能力提升接得住，居民在"家门口"就能享受整合的县乡优质医疗资源，各族群众切身享受到医共体改革带来的红利。

第二部分

基层薪酬分配与激励机制

深化人事薪酬激励机制
为基层卫生快速发展"松绑"

江苏省南京市江北新区

南京市江北新区（以下简称"新区"）总面积 386.25 平方公里，托管 7 个街道，服务人口 111 万，现有医疗卫生机构 305 家，其中社区卫生服务中心 10 家（政府办 7 家，民营 3 家）。2017 年，新区管理体制调整以来，新区管理委员会将基层卫生改革作为政府民生实事、深化医改工作的重要内容，创新构建基层管理体系，相继出台一系列突破性政策，为基层"松绑"，在薪酬水平、薪酬结构、资金来源、考核评价等方面进行探索试点，奋力推进基层卫生事业高质量发展。

一、改革背景

新区管理体制调整之初，基层医疗卫生机构普遍存在房屋破旧、设备落后、人才匮乏、医疗服务能力欠缺等问题，具体体现如下。一是运行机制活力不足。政府办社区卫生服务中心的财政补助按照经常性收支差补助模式，执行绩效工资总量调控机制（当时绩效总量为其他事业单位的 130%~146%），绩效工资调控范围相对较小，单位用于对职工考核的经费有限，普遍存在"大锅饭"现象。二是财政投入分配失衡。政府办社区卫生服务中心为差额拨款事业单位，单位收支节余由区级财政全额兜底，造成"干多干少一个样"的现象；与此同时，财政只保障编制内人员，编外用工只给少量或不给经费，同工不同酬，严重挫伤了基层卫生机构发展的积极性。三是基层人才严重短缺。近年来，新区服务人口数快速增长,但受事业单位编制数限制,无法根据服务人口扩增基层岗位,编内编外人员不能同工同酬,导致基层普遍存在人才招不到、留不住、培养难的现象。

二、创新举措

(一)出台改革文件,保障政策落实到位

2018 年 10 月,针对新区基层卫生机构实际情况,根据"两个允许"政策,统筹考虑基层医药综合改革的必要性,出台《江北新区深化基层医疗卫生机构及专业公共卫生机构综合改革实施办法(试行)》(宁新区管发〔2018〕215 号),该文件是新区首部基层医药卫生综合改革性文件,在人员、绩效、财政投入等方面进行改革,为基层卫生发展提供有力保障。随后配套出台《关于基层医疗卫生机构及专业公共卫生机构备案制人员薪酬发放指导意见(试行)》(宁新区管社〔2019〕163 号)、《江北新区关于加快提升基层医疗卫生服务能力的若干意见》(宁新区管发〔2021〕19 号)等系列文件,在 215 号文件的基础上,进一步深化基层医药体制改革、加大财政投入力度、明确备案制人员人事薪酬制度,绩效工资总量突破公立医院水平,"两个允许"要求得到进一步有效落实。

(二)创新人事管理制度

一是实行备案管理。社区卫生服务中心编制空额用于引进全科医生和紧缺、急需及关键岗位、骨干人才,不足部分实行备案制管理,待遇按照同岗同酬落实。二是扩大岗位聘用。高级岗位结构比例达到 20%,高级岗位中,正副高比例原则上控制在 4:6,基层医疗卫生机构可设置特设岗位,主要用于聘用急需的高层次人才等特殊需要,特设岗位不受卫生事业单位岗位总量、最高等级和结构比例的限制。

(三)创新科学补助模式

取消社区卫生服务中心经常性收支差补助模式,全面推行财政经

费定项补助,补助内容包括三个方面:一是在职人员经费补助。编制人员经费:基本类工资(包括基础工资、津贴补贴、社会保障费、住房公积金、提租补贴、新职工购房补贴等)按 100% 核拨,绩效工资按照服务的常住人口基数 60%~100% 进行核拨,备案制管理人员按照新区统一核定的标准核拨。二是基本公共卫生服务专项经费补助。不低于市每年统一确定的标准,按照全区社区卫生服务中心服务人口情况安排预算,由卫生健康和民政局牵头考核后,按时序核拨,基本公共卫生服务专项经费补助单独拨付,与人员经费不挂钩。三是基层机构服务能力提升相关经费补助。按每年 3 000 万 ~5 000 万元预算安排,主要用于小型改造维修、设备购置、各类创建、人才引进培养、家庭医生签约服务等。

(四)创新分配激励机制

一是社区卫生服务中心人均绩效工资总量调控线水平参照新区公立医院调控线标准。二是根据服务人口基数、任务完成和成本控制等情况,各社区卫生服务中心医疗服务收入与公共卫生业务收入在扣除运行成本后的差额部分主要用于绩效奖励。三是主要负责人实行任期目标责任制,主要负责人绩效工资年薪水平根据年度考核结果确定,控制在单位年人均绩效工资水平的 150%~230% 之间,且不纳入单位绩效工资总量。四是新区统一制定年度考核目标,完善绩效考核办法,组织实施对各单位考核,要求各单位建立科学的内部绩效考核分配机制,重点向全科医生、临床一线、关键岗位、业务骨干倾斜,做到多劳多得、优绩优酬。

(五)创新人才引进政策

一是引进高层次人才安居奖励。从江北新区外引进高层次人才,全职在基层医疗卫生单位工作,根据标准确定领军、重点、青年骨干及成熟型人才,分别给予 30 万 ~150 万元奖励。二是引进基层卫生人才安居奖励。从新区外引进基层卫生人才,全职在基层医疗卫生单位工作,根据原医院等级分别给予 30 万 ~40 万元奖励。三是制定紧缺型人才补助办法。基层全科、中医、精神、儿科专业纳入新区紧缺型人才范用,按照高级职称 2.4 万元 / 年,中级职称 1.8 万元 / 年,住院医师 1.2 万元 / 年的标准给予补助,紧缺专业人才补助不纳入单位绩效总量。

三、改革成效

(一)基层机构硬件明显改善

基层医疗卫生机构三年提升计划中基建项目共 11 个,总投资约 9.2 亿元,2 家公办社区卫生服务中心已完成新址搬迁,2024 年 3 家公办社区卫生服务中心将完成搬迁。每年 3 000 万 ~5 000 万元能力提升经费,已经持续投入 5 年,基层医疗卫生机构的设备已基本满足需求,5 家中心已配备 CT 设备,其中 2 家中心已投入使用。基层信息化建设达到国家医疗健康信息互联互通标准化成熟度测试的四级甲等测评等级。

(二)基层运行活力得到充分激发

政府加大了基层的投入,使得基层卫生事业的公益性得到充分体现。在人事与分配的制度上做出重大改革,近两年落实基层卫生人才安居、紧缺人才等奖励近 400 万元,为引进、培养、留住人才提供政策保障。绩效工资分配充分调动广大职工的积极性,将机构发展的权利交到基层人员自己手中,得到了广大基层医务工作者的支持和拥护。新区先后获评全省基本公共卫生服务项目支付标准优秀方案,国家 2022 年基本公共卫生服务项目绩效评价优秀案例、国家 2023 年基层卫生综合改革典型案例,南京市家庭医生签约服务真抓实干成效明显单位。

(三)基层卫生人员得到有力补充

出台《基层医疗卫生机构及专业公共卫生机构备案制专业技术人员薪酬发放指导意见(试行)》,在政策落实、岗位设定、财政投入等方面保障备案制管理人员同工同酬。改革以来,7 家社区卫生服务中心岗位核定总量从 328 个提升到 765 个,共招聘 10 名高层次人员,93 名在编人员,215 名备案制人员,为基层快速发展注入新鲜血液。

(四)增加绩效,基层奖励措施效果显著

明确各单位收入在扣除各项目成本后差额部分主要用于绩效奖励,增加基层机构人员总收入,绩效考核分配机制重点向全科医生、临床一线、关键岗位、业务骨干倾斜,体现多劳多得、优绩优酬。改革以来,各家中心绩效总量均保持在 168%~228%,较改革前提升 10%~70%。

(五)打造品牌,基层医疗水平快速提升

2018 年以来,累计创建 22 个省市级特色科室,7 家中心通过省级社区医院、"优质服务基层行"推荐标准,3 家中心开设联合病房。基层门诊人次、住院人次、业务收入均呈大幅上升趋势。盘城街道等 4 个社区卫生服务中心被确认为省糖尿病并发症工作站;沿江街道社区卫生服务中心作为第一批城市基层糖尿病"二筛三防"指南试点单位,持续为 4 000 余名居民开展筛查服务,2023 年被确认为国家基层糖尿病管理能力双达标机构,获评糖尿病规范化管理中心"三星门诊"称号,中心家庭医生团队多次在省级相关竞赛中获奖;大厂街道社区卫生服务中心获评全省基层慢性病运动健康干预优秀实施单位。

以改革创新为驱动
激发人才队伍活力

江苏省连云港市连云区

近年来,连云区高度重视基层卫生健康工作,不断深化基层运行机制改革,从破除基层卫生体制机制障碍入手,强化人才队伍建设,实现了基层卫生服务体系建设跨越式发展。

一、主要做法

(一)深化"强基层"改革,破除基层绩效激励壁垒

连云区借助省深化基层运行机制改革的契机,加强顶层设计,出台了《加强基层医疗卫生服务体系建设深化运行机制改革的实施意见》《社区卫生服务中心绩效管理实施意见》等一系列宽松灵活的"强基层"绩效激励改革政策。一是落实一类财政保障。连云区财政按编制数足额保障基础性绩效工资(60%),奖励性绩效工资(40%)按月发放,同时剥离原基层离退休人员的费用负担。二是运行二类绩效管理。突破基层绩效工资总量由100%逐步提高到其他事业单位的180%~190%,并实行全区统筹;允许基层收支结余的50%奖励发放至个人,对综合考核第一的社区卫生服务中心再增加10%;各级各类奖补资金下发至对应的社区卫生服务中心。三是调动中心领导积极性。完善基层内部绩效考核制度,社区卫生服务中心主任绩效单独计算,可高

至 190% 的 2.3 倍。四是允许家庭医生合理取酬。自 2017 年落实家庭医生签约服务费不纳入绩效总量，扣除成本后可 100% 发放。2022 年全区点单式签约 33 588 人，首诊签约率 20.97%，点单式签约收费 672.43 万元，扣除成本后家庭医生团队人均可发放 2.18 万元，较为优秀的医师可增加 1 万元 / 月。五是健全基本公共卫生绩效考核。落实政府购买服务，区级考核以服务数量 + 服务质量结算资金。绩效创新经验被省医改动态刊发、获省科研立项。2022 年，连云区开始在足额配套项目经费之外拿出 100 万元激励重难点项目。

（二）深化人才"五大举措"，激发基层人才队伍活力

连云区相继出台《基层卫生人才队伍建设 3 年计划》《区基层卫生骨干医师遴选方案》《卫生人才强基工程实施方案》《加强全科医生队伍建设实施方案》等一系列政策文件，实施五大举措，不断激发基层人才队伍活力，服务能力全面提升。一是大力招引人才。改革后，连云区多渠道引进基层医技人才 174 人，其中吸引二、三级医院骨干 39 人流向基层，人才净增长率 34%。二是推进"区管乡用"。改革后，动态核增了 12% 的基层人员编制，对空编岗位实行政府购买岗位补助。建立编制周转池，根据岗位需要不受编制限制统一调度。三是创新人才补助。在省、市基层卫生骨干人才遴选的基础上，建立区级骨干人才遴选制度，补助 1.8 万元 /（年·人），累计遴选省、市、区三级骨干 106 人次，补助 487.8 万元；新设基层卫生专业技术人才专项补助，3 600 元 /（年·人），不纳入绩效总量，补助 53 人，累计发放 64.76 万元；2021 年起，实施全科医生专项补助，高、中、初级职称分别补助 3 万元 /（年·人）、2.5 万元 /（年·人）、2 万元 /（年·人），累计补助 74 人次，151.5 万元。四是下沉优秀人才。采取定额补助与绩效增补方式，吸引优秀人才到基层开设专家工作室，对优秀的工作室每个奖补 5 万元，现开设三级医院专家工作室 29 个、开设率 100%。五是强化技能培训。投入 200 万元建成基层卫生人员实训基地，组织基层参加国培、省培 21 人。

二、初步成效

（一）激发基层医疗卫生机构活力

落实一类财政保障，2022 年全区财政补助基层 3 510 万元，人均财政补助达 17.21 万元。深化二类绩效管理激发基层医疗卫生机构活力。2022 年，基层实现医疗总收入（含药品）4 390.52 万元，较改革前年均增长率达 86.47%，人均医疗收入达 21.52 万元。全区社区卫生服务中心"优质服务基层行"国家基本标准达标率为 100%，推荐标准达标率为 33%。

（二）调动基层医务人员的积极性

2022 年，全科医生人均收入 18.1 万元，年均增长 17.6%，基层骨干人才人均收入 21.4 万元，年均增长 19.9%。全区基层总诊疗人次达 27.41 万人次，较改革前增长 70.14%，医生年均诊疗人次达 3 523 人次，基层综合服务能力显著增强。

改革薪酬制度
增强基层医疗卫生机构活力

浙江省金华市东阳市

　　为构建新的医疗保障秩序和就医诊疗模式,激发基层医护人员工作活力,提升基层医疗卫生机构服务能力,加快建立集基本医疗、公共卫生和健康服务为一体的基层医疗新体系,自 2018 年医共体建设以来,东阳市对县域 18 家基层医疗卫生机构进行以激励为导向的薪酬制度改革。通过改革,提高了基层卫生技术人员薪酬水平,有效提高基层医务人员的积极性和老百姓的就医获得感。

一、主要做法

(一)科学合理的工资总额动态机制,激活基层内驱力

　　一是建立医共体经济总额形成机制。医共体经济总额包含四个部分的内容:财政经常性收支差额补助经费(人头经费)、公共卫生服务经费、医疗增加值可分配部分、家庭医生签约服务费。东阳市委、市政府建立医共体建设财政保障长效机制,经常性收支差额补助经费在医共体建设前的原有基础上每年增长 6%。财政对医共体成员单位的所有拨付款每年分 4 次统一拨付给医共体管理中心,由医共体管理中心按照相关分配原则拨付给基层医疗卫生机构。建立适应医疗行业特点和医共体发展要求的薪酬制度,合理提高医务人员薪酬水平,强化基层医疗卫生机构的公益性特质。构建合理的财政补偿机制,医共体成员单

位实行整体人员经费总额备案制。二是出台基层医疗卫生机构工资总额动态分配方案。出台《东阳市医共体基层医疗机构经济分配方案》,调动基层医疗机构工作活力,保证偏远山区职工的基本利益。①创新地区系数,山区、半山区、平原、城区医疗卫生机构的财政补助经费分别按 1.5∶1.2∶1.1∶1.0 的地区系数进行分配。②遵循"两个允许",按照"允许医疗卫生机构突破现行事业单位工资调控水平,允许医疗服务收入扣除成本并按规定提取各项基金后主要用于人员奖励"的要求,有床位的中心卫生院创造的医疗增加值的 70% 可列入员工绩效分配,无床位的基层医疗卫生机构创造的医疗增加值的 100% 可列入职工分配。医共体管理中心按此分配原则进行财政拨付资金的分配,核定各成员单位可用于分配的医疗增加值,形成各成员单位的工资总额。三是建立基层医疗卫生机构员工激励性分配机制。医共体下达《基层医疗机构效益分配指导意见》,建立员工效益工资分配薪点系数,实行内部群体差异化分配,在岗一线临床医生,公共卫生人员,在岗护士、医技、行政管理人员,总务后勤人员确定系数为 1.4∶1.15∶1∶0.9,有效发挥临床一线工作人员的积极性,门急诊和住院人次逐年增长;公共卫生服务是基层医疗机构的重要工作内容,有效提高公共卫生人员的效益工资比重,为提升公共卫生服务质量发挥了积极作用。医共体注重薪酬中"活的部分",除基本工资外,其余根据单位考核指标达成度进行分配发放,切实体现"多劳多得,优绩优酬"。

(二)以公益性为导向考核,调动基层医务人员积极性

一是建立考核指标体系,向绩效好的单位倾斜。坚持公益性导向,制订科学的考核评价体系,综合考虑职责履行、工作量、服务质量、费用控制、运行绩效、成本控制、医保政策执行情况等因素,定期组织考核,考核结果与基层医疗卫生机构薪酬总量挂钩。同时,设立以党建和行风建设、医疗质量指标、运行指标、后勤保障指标和公共卫生指标为主要内容的考核指标,并详细制订各类指标的考核项目和计算办法,考核结果与财政资金分配相匹配,和基层人员绩效工资相挂钩。2022 年,以浙江省卫生健康委基层医疗卫生机构绩效考核方案为基础,增加党建

和清廉医院建设、医疗质量管理、培训教育、安全生产等指标,对基层医疗卫生机构实施全方位考核,提升了本市基层医疗卫生机构在全省的排名,列全省 A+ 卫生院的 3 家,列 A 单位的 6 家。二是建立基层内部考核分配机制,向一线业务岗位倾斜。建立按岗取酬、绩效挂钩、多劳多得、优绩优酬的考核分配机制,使效益工资向"技术含量高、风险程度大、工作负荷强、管理责任重"的重点岗位、一线岗位倾斜,在岗位分类时向一线工作人员倾斜,其中一线临床医生的效益工资是后勤人员的 1.56 倍,较好地体现了岗位间不同的劳动价值和劳动强度。通过几年的努力,全市基层医疗卫生机构的医疗服务质量、各项质量控制指标持续向好,公共卫生服务进一步做实做细。2023 年,高血压规范管理服务率 72.70%,血压控制率 75.55%,糖尿病基层规范管理服务率 72.91%,血糖控制率 64.92%。三是建立补贴分配机制,向山区、半山区、困难单位倾斜。除财政拨付资金向山区、半山区倾斜外,东阳市医共体还设立了山区补贴,员工累计山区医疗卫生机构工作满五年,每月增加 800 元补贴,超过五年的,每增加一年增加 50 元补贴;不足五年的,每月发放山区补贴 400 元。年终核定各单位可分配的工资总额时,对服务人口较少、服务能力较弱的山区、半山区医疗卫生机构予以薪酬保底,山区补贴经费和保底经费由医共体管理中心统筹列支。2023 年,16 家基层医疗卫生机构的平均薪酬为 16.93 万元,保底薪酬为 15 万元。随着基层医疗卫生机构近几年的努力,保底补贴经费逐年减少,从 2018 年的 300 余万元减少到 2023 年的 18 万元,山区补贴经费每年为 120 万元左右。通过一系列倾斜政策,缩小区域内不同基层医疗卫生机构的差距,增强了基层医疗卫生机构人才队伍的稳定性。

(三)实施单位负责人年薪制,激发基层领导干部活力

一是院长待遇与本单位职工待遇挂钩。出台基层医疗卫生机构领导班子年薪制方案,通过与本单位绩效考核结果和在编在岗职工平均收入水平相挂钩的方式,综合考虑工作责任、任期目标任务完成情况等因素,定期组织考核,考核结果与基层医疗卫生机构主要负责人薪酬挂钩,合理确定基层医疗机构主要负责人的薪酬水平,使其薪

酬水平与本院职工薪酬水平保持合理关系。开放床位≥30张的基层医疗卫生机构院长（主任）的年薪是在职正式职工满勤人员年收入平均数的2.2倍，开放床位≤30张的基层医疗卫生机构院长（主任）的年薪是在职正式职工满勤人员年收入平均数的2.1倍。因基层医疗卫生机构院长年薪增长过快，2021年出台院长年薪控制线，职工平均薪酬超过14.8万元的部分，院长按1倍系数发放。2023年，基层医疗卫生机构院长（主任）考核后年平均薪酬达到33.15万元。二是其他班子成员待遇与院长挂钩。党支部副书记享受院长（主任）年薪的90%，副院长享受院长（主任）年薪的75%~85%，院长助理享受院长（主任）年薪的70%~75%；其中，班子成员可享受的比例由单位的院长（主任）根据其工作责任、能力水平、称职与否等作出评定。三是班子领导待遇与单位绩效考核结果挂钩。基层医疗卫生机构领导班子绩效考核标准以单位绩效考核结果为依据，考核结果按中心乡镇卫生院、乡镇卫生院分别计算排名，考核成绩分别列中心乡镇卫生院组和乡镇卫生院组第一名、第二名的，班子薪酬总额不作扣减，自第三名开始，分别与第二名存在的考核成绩之差作为薪酬总额扣减的百分比。考核成绩最后的单位，院长年底薪酬扣减1.0万~1.5万元。对班子领导还建立了月绩效考核，建立月度重点指标考核方案，院长每月发放工资基数的20%（中心卫生院3000元，乡镇卫生院2600元）与各单位月绩效考核结果相挂钩，各单位院长月扣减绩效在几十元至几百元不等，其他班子领导按比例扣减，有效地推进医共体各项工作的落实。

二、改革成效

（一）服务能力快速提升，财务绩效显著改善

2023年，东阳市基层医疗卫生机构门诊人数比2017年增长84.9%，5家有床位乡镇卫生院住院人次上升了158.9%；全市家庭医生有偿签约率达到34.9%，重点人群签约服务覆盖率85.0%以上。建立医

共体后,18 家基层医疗卫生机构无一亏损,2023 年,基层医疗卫生机构共计结余 2 495 万元。

(二)良好的薪酬分配机制,推动人才队伍稳步增长

基层医疗卫生机构医务人员薪酬稳步增长,收入水平比 2017 年增长 69.3%。良好的薪酬分配机制和对个人价值的充分尊重,基层医疗卫生机构辞职人数逐年下降,基层人才队伍稳步增长。

(三)探索动态薪酬分配,为医共体制度完善作贡献

通过创新设立"地区系数",兼顾不同群体之间的平衡,确保激励有力的同时更加关注公平公正。贯彻落实"两个允许"要求,由于工作量增加、成本降低而增加的财务收益,允许用于职工薪酬分配,形成了"多劳多得,优绩优酬"的分配格局,激发了员工的工作热情和基层医疗卫生机构活力。

基层卫生财政补偿机制改革
推动"按劳分配,优绩优酬"

浙江省嘉兴市海盐县

为解决县域医疗服务越强补助越少,绩效工资总量封顶、奖励性绩效比重低、绩效考核重数量轻质量,编内编外差距悬殊,基层"两个留不住"(医生留不住、病人留不住)等问题,海盐县于2016年列入首批4个基层医疗卫生机构补偿机制改革试点县之一,建立"专项补助与付费购买相结合、资金补偿与服务绩效相挂钩"的新型补偿机制改革,"变养人办事"为"办事养人",激发基层医疗卫生机构主动作为,调动了基层医务人员工作积极性。

一、主要做法

(一)基层卫生财政补偿机制改革

一是坚持科学预测算,基层运行平稳过渡。①以一个普通门诊服务15分钟为一个标准工作当量,明确"规格"和取数标准,确定当量值,实现由"打包补助"向"按量购买"转型。②整合三年基本公共卫生服务项目经费和经常性收支差额补助,测算当量单价,财政按"年度预算、分期预付、次年结算"模式下达。③通过设置500万元改革风险金、明确"托底"机制,设置购买服务上限,引导基层医疗卫生机构合理增加服务量,降低改革风险。二是动态调整,健康服务转型增效。采用标准化工作当量法对公共卫生服务和部分收费价格补偿不足的基本医疗服务进行购买,2021 年当量单价从 10 元提高至 12 元。县级财政对基层补助资金从 2016 年的 0.70 亿元增加到 2022 年 1.46 亿元,增幅达到 108.6%,其中用于购买服务资金 6 687.39 万元,占 45.8%。三是增加"两慢病"全周期健康管理和分级诊疗改革的服务当量值。海盐县整合基层医疗卫生机构高血压、糖尿病普通门诊为"慢病一体化门诊",新增高血压、糖尿病患者年度体检评估服务购买项目,增加高血压糖尿病当量值,促进基层医防融合服务改革。

(二)扩大了薪酬筹资来源,完善基层绩效分配政策

海盐县落实"两个允许"要求,通过"保一块、买一块",以及家庭医生签约服务费等扩大薪酬筹资来源,通过按劳取酬、优绩优酬完善基层医疗卫生机构绩效工资分配政策,建立新型基层医疗卫生机构薪酬分配机制。一是用"保一块"来保障基层医务人员基础收入。在基层医疗卫生机构财政补偿机制改革的推动下,海盐县基层医疗卫生机构绩效政策更加完善,"保一块"从 2021 年的 6 417 万元提升到 2022 年的 7 890 万元。基层医疗卫生机构人员基本工资、"五险二金"及相关人员培训经费等项目实行财政定项补助。县级财政落实编内人员经费由从 2016 年的 6.54 万元/(人·年)提高至 7.40 万元/(人·年),编外人员经费从 2.58 万元/(人·年)提高至 4.90 万元/(人·年)。二是用"买一块"来调动基层医务人员积极性。以 1 个普通门诊的工作量(15 分钟)为 1 个标准当量值,根据每个购买项目的服务标准、人力成本、资源消耗、风险和难度等,确定 46 个服务项目的标化工作当量,由政府按照核定的单位当量价格进行购买。2022 年,基层医疗卫生机构总工作当量为 460.21 万元,经考核后购买服务资金 6 687.39 万元,分别较 2016 年增长 27.6% 和 51.7%。三是用"薪酬分配改革"激发人员活力。基层医疗卫生机构自主决定内部绩效分配,奖励性绩效工资比例不低于 60%。建立医疗卫生服务效益考核奖,允许基层医疗卫生机构在年度有收支结余的情况下,医疗服务收入扣除成本并按规定提取各项基金后,可作为效益考核奖用于人员奖励。基层医疗卫生机构设置效益考核奖和家庭医生签约服务经费,两项均不纳入绩效工资总额。海盐县基层医疗

卫生机构年度奖励性绩效分配额度人均超过 8 万元。

二、取得成效

（一）基层医疗卫生机构人员薪酬稳步提升

实施基层医疗卫生机构财政补偿机制改革以来,海盐县基层医务人员经费保障水平逐步提高,通过对基层医疗卫生机构医务人员绩效当量考核,实现"按劳分配,多劳多得",2023 年基层医疗卫生机构职工年平均收入达 18.63 万元,较 2016 年上升 66.34%。

（二）基层医疗卫生机构服务能力得到加强

通过政府付费购买,明确了岗位职责,按当量购买细化了服务补偿,基层卫生人员的工作服务数量和服务绩效得到了量化,以绩效为基础的工资收入激发了基层医务人员的工作积极性,使他们转变服务理念和服务方式,做实基本医疗卫生服务和基本公共卫生服务,当好居民健康"守门人"。2023 年,基层医疗卫生机构医疗收入快速恢复,门诊人次、出院人次快速恢复至疫情前水平。通过提供慢性病长处方,以及高血压、糖尿病诊间随访,改善慢性病健康服务,促进医防整合服务,推动慢性病分级诊疗。

全面落实"公益一类财政供给、公益二类绩效管理"政策

广东省肇庆市封开县

近年来,封开县进一步深化基层医疗卫生机构综合改革,深入推进基层医疗卫生机构实施"一类财政供给、二类绩效管理"政策,进一步完善人事薪酬管理制度,不断激发基层医疗卫生机构发展活力,推动基层医疗卫生机构服务能力持续提升,更好地满足基层群众健康需求。

一、主要做法

(一)政府重视,高位推动

封开县高位推动、强化政府在提供基本公共卫生服务和基本医疗卫生服务中的主导地位,着力解决基层医疗卫生服务能力弱的突出问题,出台《封开县基层医疗卫生机构"一类财政供给、二类绩效管理"实施方案》,在乡镇卫生院和社区卫生服务中心全面实行"一类财政供给、二类绩效管理"政策,充分调动基层医务人员的积极性、主动性和创造性,全面提升基层医疗卫生服务能力、服务质量及运行效率。

(二)实施"公益一类财政供给",建立长效财政保障机制

一是落实人员经费。基层医疗卫生机构在编在职人员的基本工资、绩效工资、"五险二金"、公用运行经费等,由县级财政纳入预算并全额安排;将符合国家规定的离退休人员,除机关事业单位养老保险基

金支付项目外的费用全额纳入县财政预算和保障。二是落实专项补助经费。落实基本公共卫生服务经费,实施边远地区乡镇卫生院医务人员岗位津贴(边远地区乡镇卫生院医务人员岗位津贴补助标准人均每月1 300元),按编制核拨基层医疗卫生机构事业费补助资金,落实乡镇卫生院高学历高职称人才津贴制度(每人每月正高职称1 300元,副高职称1 000元,中级职称及全日制医学本科学历700元),落实上级对基本药物"以奖代补"保障经费,落实基层医疗卫生机构基本建设和设备购置专项工作经费等。三是落实基层医疗卫生机构经常性收支差额补助。实行政府专项补助和调整医疗服务收费后,基层医疗卫生机构经常性收入仍不足以弥补经常性支出的差额部分,由政府在年度预算中足额安排,实行先预拨后结算。

(三)实施"公益二类绩效管理",完善绩效工资制度

基层医疗卫生机构在国家统一规定实施岗位绩效工资制度下,突破公益一类事业单位绩效工资调控水平,按公益二类事业单位政策核定基层医疗卫生机构的绩效工资总量。根据基层医疗卫生机构绩效考核结果,适当调整绩效工资总量。对考核结果优秀、良好的机构可在单位绩效工资基准水平的5%~10%范围内另予核增,对不合格的另予核减。基层医疗卫生机构可从上年度医疗业务收支结余部分自主提取不低于60%比例的资金,用于增发奖励性绩效工资,余下40%由县基层医疗卫生机构会计核算中心统筹用于乡镇卫生院、社区卫生服务中心各项支出。基层医疗卫生机构可自主确定基础性和奖励性绩效工资比例,加大奖励性绩效工资占比,并向关键岗位、业务骨干和贡献突出的医务人员倾斜。

二、工作成效

(一)人员薪酬得到提升,工作积极性增强

兜底保障、多劳多得、优劳优得,充分调动基层医务人员的积极性

和主动性,医务人员薪酬得到提升,基层医疗卫生机构专业技术人员平均年收入从 2020 年约 8.5 万元提高到 2023 年约 11 万元,基层医务人员流失的现象得到明显遏制。

(二)基层医疗卫生机构业务能力得到夯实

通过"一类财政供给、二类绩效管理"实施方案,基层医疗卫生机构工作人员的工作积极性得到提高,医务人员工资得到保障。全县门诊人次:2021 年 129 万人次,2022 年 160 万人次,同比增长 24%;出院人次:2021 年 3.5 万人次,2022 年 3.9 万人次,同比增长 11%。全县医疗业务收入:2021 年 3.7 亿元,2022 年 4.36 亿元,同比增长 6 600 万元,增长率 17.84%;其中,乡镇卫生院医疗业务收入:2021 年 5 223.06 万元,2022 年 7 995.32 万元,同比增长 2 772.26 万元,增长率 53.07%。2022 年县域住院率达到 87.3%,比 2019 年的 77.6% 提高了 9.7 个百分点,达到国家和省、市要求的 85%,在广东省 57 个县域中排名第 15 位,群众的大部分就医需求均能在县域内解决。

(三)基层医务人员结构得到优化

截至 2022 年 12 月,全县基层医疗卫生机构在岗人员 2 605 人,其中卫生技术人员 2 290 人,本科学历 571 人。2022 年本科学历占比 24.93%,比 2020 年的 14.95% 提高约 10 个百分点,正高职称 8 人(比 2020 年增加 4 人)、副高职称 97 人(比 2020 年增加 34 人)、执业(助理)医师 809 人(比 2020 年增加 264 人)、注册护士 875 人(比 2020 年增加 107 人)、注册全科医生 176 人(比 2020 年增加 110 人)。

深化社区卫生服务中心
"公益一类投入、公益二类管理"改革

广东省广州市越秀区

2022年底,越秀区印发政府办社区卫生服务中心"公益一类投入、公益二类管理"改革方案,建立了与实际相适应的社区卫生服务中心运行机制,促进全区基本医疗服务更加优质均衡发展,基层活力全面激发,医务人员积极性充分调动,改革成效初步显现。

一、主要做法

(一)落实"公益一类投入",兜牢基层医疗服务底线

一是厘清财政投入责任和义务。落实政府办社区卫生服务中心"公益一类财政供给",建立与区级财力相匹配的稳定、可持续的财政投入机制。二是优化经常性收支管理。明确结余可按一定比例分成,分别用于绩效工资、补充运行经费、机构智慧化建设和长远发展等,持续提升社区卫生服务中心的服务能力。三是落实经常性收支差额补助。当经常性收入不足以弥补核定的经常性支出时,明确差额的刚性支出部分由财政保障,每半年对基层的收支情况评估一次,并根据评估结果,督促基层单位做好收支预算管理。

(二)创新"公益二类管理",激发社区卫生服务中心活力

一是改变"干与不干一个样"现象。允许社区卫生服务中心的绩

效工资突破一类事业单位管理水平,社区卫生服务中心收支结余为正的,结余的 60% 用于增发在岗人员奖励性绩效工资,促进多劳多得、优绩优酬。推行改革后,基层医疗队伍积极性、主动性得到有效调动,每名职工平均诊疗人次同比增长 14%。二是鼓励主动作为、创收创优。鼓励社区卫生服务中心完善内部管理,明确本单位发展思路,结合自身实际,调整业务结构,发展特色专科。2023 年,全区各社区卫生服务中心共推出 16 个能够产生正面效益、出新出彩的特色项目。比如,东山街社区卫生服务中心失眠专科通过"中药 + 揿针"疗法,有效改善患者睡眠质量,深受广大群众欢迎和好评。三是推动社区卫生服务中心运行提质增效。完善区属社区卫生服务中心绩效考核指标体系,考核结果与中心主任考核、收支结余分配、绩效工资总量核定等挂钩,向运行管理规范、服务优质高效、群众满意度较高的社区卫生服务中心倾斜。

(三)创新服务模式,提升基层医务人员职业自信

一是创新使用 PDCA(服务质量与安全持续改进)工作模式。以 PDCA(服务质量与安全持续改进)工作模式为手段,提升社区卫生服务中心能力,全区社区卫生服务中心在"优质服务基层行"活动中基本标准达标率 100%,有 5 家社区卫生服务中心成功申报社区医院。二是创新家庭医生签约服务、国际医疗服务。在省、市级卫生健康部门的指导下,牵头起草了省级地方标准——《家庭医生签约服务规范》,成为全国较早的家庭医生签约服务的省级标准。全区规划 18 间"港式家庭医生工作室",与香港特别行政区联合医务集团联合培养 28 名金牌医生、金牌护士,为辖内居民提供国际化诊疗服务。三是强化医防融合,创新中医"治未病"等模式。将各社区卫生服务中心纳入"越秀区中医治未病服务提升工程项目",设置 25 个治未病科或中医馆,构建中医特色明显、技术适宜、形式多样、服务规范的"治未病"预防保健服务网络。四是打造中心城区城市医联体建设新样板。全区所有社区卫生服务中心与 23 家医疗机构共签订医联体协议 110 个,着力打造中心城区城市医联体建设新样板,与广东省人民医院共同推进"四优先"创新服务,"基层首诊、分级诊疗"等工作要求得到有效落实。

二、初步成效

（一）通过改革，医务人员增加了收入

2023 年初，清算 2022 年经常性收支结余 3 725 万元，一次性核增绩效工资总量 2 235 万元，相关社区卫生服务中心绩效工资总量提升 53%。

（二）通过改革，提升了医疗服务能力

2023 年前三季度，全区基层医疗卫生机构诊疗量达 408.59 万人次，同比增长 17.74%；第三方调查显示，居民对社区卫生服务中心总体满意度达 96.7%，较往年进一步提升。

（三）通过改革，壮大了医疗卫生队伍

持续加大在编人员招聘工作力度，2023 年，区属社区卫生服务中心通过公开招聘等方式，增加卫生专业技术人员 54 名，空编率下降约 6 个百分点。同时，进一步加强医疗人才队伍的素质培养，全区卫生健康专业技术人才职称评审、评定通过 54 人，其中正高职称 12 人，副高职称 42 人。

"公益一类财政保障、公益二类绩效管理" 激发基层活力

湖南省长沙市开福区

长沙市开福区认真推进落实《湖南省人民政府办公厅关于促进基层卫生健康事业高质量发展的意见》(湘政办发〔2021〕79号)、《湖南省人民政府办公厅印发〈关于进一步完善医疗卫生服务体系的实施方案〉的通知》(湘政办发〔2023〕44号)等关于"落实政府办基层医疗卫生机构公益一类事业单位财政保障"的要求,出台了《长沙市开福区推进基层医疗卫生机构"公益一类事业单位财政保障、公益二类事业单位绩效管理"改革实施方案》,启动基层医疗卫生机构保障机制综合改革。

一、主要做法

(一)政府统筹,强力推进

开福区坚持以人民为中心,坚持政府办医公益性,坚持必要财政投入,进一步解放思想,实施改革。区委、区政府主要领导高度重视,组织区卫生健康局、区财政局、区人力资源和社会保障局等部门多次专题研究,全面分析基层医疗卫生机构近年来财务收支、人员编制、绩效管理等情况,着力破解运行活力不足、绩效分配不优、资金筹措难度增大、职称晋升受限、退休人员补助偏低等问题,促成了《长沙市开福区推进基层医疗卫生机构"公益一类事业单位财政保障、公益二类事业单位绩效

管理"改革实施方案》出台。

(二)科学界定,健全机制

"公益一类事业单位财政保障"改革维持基层医疗卫生机构公益二类事业单位性质不变,实行公益一类事业单位财政供给,健全基本建设经费、设备购置经费、人员经费和其他业务经费等财政保障机制;开福区基层医疗卫生机构大多在老城区,建设年代已久,业务用房老旧,大多已不适应新时代、新任务、新要求,亟须提质改造或新建(改扩建)。坚持政府主导,推行基层医疗卫生机构"公益一类事业单位财政保障",有利于建立稳定长效保障机制,积极经费投入,统筹公共卫生事业发展。"公益二类事业单位绩效管理"改革允许基层医疗卫生机构突破公益一类事业单位绩效工资调控水平,赋予基层医疗卫生机构分配自主权。全区实行基层医疗卫生机构"公益二类事业单位绩效管理",健全机构和全员绩效考评机制,体现多劳多得、优绩优酬,切实落实"两个允许",允许按照不高于全区公益一类事业单位绩效工资4倍的标准发放绩效工资,让基层可以"跳起来摘桃子",充分激发运行活力。

(三)多元供给,强化保障

制定了《开福区基层医疗卫生机构统筹资金使用管理办法》。一是统筹来源资金。发挥基层医疗卫生机构存量资金使用效益,统一管理基层医疗卫生机构结余资金,建立"结余资金池"作为"公益一类事业单位财政保障"资金补充来源,用于保障常规运行、人员经费、设备采购和建设维修等财政补助外的缺口经费。实行"人才池"管理,全区各基层医疗卫生机构岗位职数实行统一管理和分配,打破专业技术人员单位职数限制,拓宽职称晋级空间,解决人才队伍结构不优问题,通过提高薪酬待遇和解决晋升通道等举措,打造"拴心留人"的环境。二是实行收支"两条线"。基层医疗卫生机构实行"收支两条线"管理,业务收入统一上缴财政,支出实行预算管理;健全政府办街道社区卫生服务中心财务管理制度,严防风险漏洞。三是合理提高退休职工待遇。因社区卫生服务中心受公益二类事业单位性质限制,一直未将其退休人员纳入财政人头经费统筹范围,全区政府办街道社区卫生服务中心退休职工约 300 人,面临较大压力。目前,已逐步提高社区卫生服务中心退休职工的生活补助标准,由区级财政资金和"结余资金池"按照 5∶5 的比例分担。

(四) 释放活力,优化激励

制定了《关于完善开福区基层医疗卫生事业单位绩效工资分配的实施意见》。一是核定三个目标。动态核定各社区卫生服务中心年度基础性目标(收支平衡)、奋斗目标和争取性目标,释放政府办社区卫生服务中心发展活力。二是划分三个类别。根据基层医疗卫生机构年度收支结余情况划定三个类别,依据机构类别分别确定年度任务目标,实施科学合理的绩效目标管理。三是推行"四个允许"。落实基层医疗卫生机构和基层医务人员"优绩优酬、多劳多得"的公益二类单位绩效激励制度。达到基础性目标保持年度收支平衡的,允许按照不高于全区公益一类事业单位绩效工资 3 倍的标准核定发放绩效工资;达到奋斗目标的,允许按照不高于全区公益一类事业单位绩效工资 4 倍的标准核定发放绩效工资;达到争取性目标且实现收支盈余的,允许基层医疗卫生机构将医疗服务收入扣除成本并按规定提取各项基金后,一、二、三类中心分别按比例从结余资金中增发一次性奖励性绩效;允许基层医疗卫生机构在区卫生健康局确定的机构考核、班子考核和全员考核方案规定内,自主确定内部绩效分配办法。

二、改革成效

(一) 提升了保障能力

自 2023 年以来,在"公益一类事业单位财政保障"下全区推进望麓园、伍家岭、沙坪街道社区卫生服务中心新址新建,完成通泰街、湘雅路、捞刀河、青竹湖等街道社区卫生服务中心提质改造,共计投入约 1.62 亿元。预计到 2026 年前,完成全区 14 家政府办社区卫生服务中心基础设施建设提升。大力推进基层医疗卫生机构医疗设备更新换代，2024—2028 年计划完成 139 台医疗设备更新，预计投入 2 592万元。

（二）激发了运行活力

政策落地后，全区 14 家社区卫生服务中心 2023 年、2024 年 1—4 月份基层诊疗人次分别为 37.045 0 万、78.051 7 万人次，同期增幅达110.69%，基层运行活力进一步激发；基层卫生人员绩效工资上限也由原来不超过 3 倍调整到 4 倍的标准，同时对达到 4 倍绩效仍有盈余的单位，允许从结余资金中发放一次性奖励性绩效，弹性空间明显增大，目前在职在编人员平均绩效比改革前增加约 11.48%，预期年度最高增幅为 35% 左右。

（三）化解了基层矛盾

在当前财政压力较大的情况下，通过盘活政府办社区卫生服务中心存量资金，采取财政和"结余资金池"分担的方式，既有效缓解财政支出压力，又盘活了基层医疗卫生机构存量资金，其中针对基层医疗卫生机构退休人员经费保障，建立健全了稳定的保障和补偿机制，着力提升退休人员待遇。改革政策落地后，除基本退休金外，退休人员生活补助从每年人均 2.71 万元增加到 3.50 万元，增幅为 29.15%。

建机制　强监管
构建基层绩效管理新体系

湖南省长沙市宁乡市

宁乡市户籍人口 141.01 万人,共有乡镇卫生院 27 个(其中中心卫生院 7 家)、社区卫生服务中心 4 家、村卫生室 406 所。2009 年 8 月,宁乡县被列入湖南省基层医疗卫生机构综合配套改革试点县,后相继成为全省首批绩效考核、基本药物零差率销售、基层医疗卫生机构人事制度改革、农村卫生信息化建设试点县。为建立高效医疗卫生服务体系,充分调动全市医务人员参与医改的积极性,宁乡市牢牢抓住绩效管理这根"指挥棒",形成全市"一盘棋",基层医疗卫生机构绩效管理取得了良好成效。

一、主要做法

(一)积极作为,统筹总揽绩效管理实施

市卫生健康局积极争取市委、市政府和相关部门的重视与支持,2010 年成立了卫生系统会计核算中心,2015 年明确宁乡市基层医疗卫生机构会计核算中心为全额拨款事业单位,核定编制 11 名,负责县域内 31 家基层医疗卫生机构的会计核算和财务监督。明确基层医疗卫生机构绩效管理作为卫生重点工作,市卫生健康局、人力资源和社会保障厅、财政厅作为牵头和协同部门,建立了联席会议制度;并联合下发相关文件,明确各类人员岗位职责,严格人员准入,加强绩效考核,建立

能进能出的用人机制,提高工作效率和服务质量,初步建立了符合宁乡市实际的基层医疗卫生机构绩效管理机制。

(二)财政统筹,管好绩效管理"保险箱"

一是强化经费测算。由政府牵头,组织相关部门对基层医疗卫生机构近三年的医疗收入、药品收入、药品综合差价率、人员工资和债务情况进行摸底,重新核定基层医疗卫生机构的收入与支出。二是强化经费统筹使用。由财政统筹各级财政的医改资金和基层医疗卫生机构医疗服务收入后再进行合理使用,明确基层医疗卫生机构工作人员基本工资、"五险一金"、退休人员补助由本级财政足额安排,单位正常运转的经费在医疗服务收入利润中解决,绩效工资在本级财政统筹经费和基层医疗卫生机构节余经费中解决。三是强化经费管理。宁乡市每年按照"核定任务、核定收支、绩效考核"的原则,实行基层医疗卫生机构经费集中核算和绩效管理,规范基层医疗卫生机构收支行为,提高医改资金使用效率。

(三)完善制度,造好绩效管理"指南针"

宁乡市不断完善和创新绩效考核制度,实施县对院、院对职工的双层绩效考核机制。一是"政府统筹"。原宁乡县印发的《基层医疗机构绩效工资实施办法》自 2016 年实施以来已根据实际情况适时进行了三次修正,最近一次修正是 2022 年 11 月,各单位按照实施办法要求,成立绩效工资考核组织机构,制订本单位绩效工资考核方案,经职工(代)大会审议签字通过,报宁乡市乡镇卫生院会计核算中心备案后执行。上年的 12 月到当年的 11 月为一个绩效工资核定周期,当年 12 月由宁乡市乡镇卫生院会计核算中心根据文件核定各单位可供分配绩效工资总量和普通干部职工绩效工资增长比例。二是"一院一策"。加大绩效考核力度,取消基础性绩效工资,全部列入奖励性绩效工资,绩效工资以总量控制、一院一策的办法进行管理。工资性收入由基本工资、绩效工资、国家统一的其他津补贴三部分组成。加班补助等其他福利待遇纳入绩效工资计算,按月发放。各单位根据"医疗线绩效工资计算说明表"计算出当月可供分配绩效工资总量。职工工资的具体分配由各单位根据绩效考核细则考核后再分配,考核结果与职工个人收入直接挂钩。在编在岗工作人员绩效工资总额与其提供的医疗卫生服务数量、质量和满意度挂钩。当月发放绩效工资总额在累计可供分配绩效工资总量范围之内,纯医疗收入同比上年增长幅度以 3% 为界,当月人均绩效工资增长幅度在 10%~20% 核定,年度内人均绩效工资最高同比上年增长不超过 10%(同一口径)。根据省级文件要求,基层医疗卫生机构绩效工资水平原则上最高不超过当地其他事业单位绩效工资水平基准线的 3 倍。基层医疗卫生机构负责人绩效工资分配档次在 1.5~2.5 倍的按照考核结果分层次确定。三是"节余提奖"。鼓励各基层医疗卫生机构创新机制,加强内部管理,节省开支,提高效益。鼓励创新机制,加强内部管理,年终按单位收支节余的 20% 计提奖励基金,用于奖励对单位发展有特殊贡献的专业技术骨干和其他有功人员。对于当年收支节余出现亏损、未完成上级主管部门交办的工作任务或考核等次较低等情况,绩效工资降低标准或不予发放。四是"亏欠不发"。奖优罚劣、奖勤罚懒,进一步调动医务人员的积极性。对于当年收支节余出现亏损或未完成上级主管部门交办的工作任务的,以及考核(百分制)得分在 60 分以下的单位主管领导、分管领导、科室负责人和相关责任人不发。

(四)创新手段,织好绩效管理"信息网"

积极创新绩效管理手段,构建卫生信息化"11351"总体框架。即建设 1 个卫生信息数据中心;建设 1 个覆盖市、乡、村三级的卫生信息专网;建设居民健康档案、电子病历、医疗卫生服务 3 个信息数据库;完善公共卫生、医疗服务、医疗保障、药品保障、综合管理 5 个业务模块;建立城乡居民健康"一卡通"。卫生信息化功能延伸到基层医疗卫生机构各个科室及部门,实现了乡、村两级基本医疗卫生服务和基本公共卫生服务信息的互联互通和实时监控。2021 年 12 月,在基层医疗卫生机构原有财务核算系统里部署前台报账、指标管理、资金管理、工资系统、财务预警系统、移动 APP 审批系统、医院信息系统(hospital information system, HIS）集成接口、会计平台等功能模块，优化升级了卫生院财务监管平台。实现预算、执行、核算、决算一体化管理，在绩效工资的核算和发放上，也实现了工资数据的规范化、统一化管理，形成完整的月度、年度工资数据信息；通过多种方式的工资统计分析表数据，能快速、直观、准确地反映人员工资支出情况。

（五）强化措施，用好绩效管理"指挥棒"

深化"两个允许"要求。实行岗位工资制，按岗定薪、岗薪一致，岗变薪变、绩优薪优，打破了"铁工资""铁奖金"，变身份管理为岗位管理。绩效工资向临床一线、风险岗位、知识技术、效益贡献倾斜，临床与后勤的绩效工资差距达5倍，临床一线的绩效工资差距达3倍，充分调动了医务人员工作积极性。实行"定岗定编不定人、竞争上岗、全员聘用"的人员管理机制，探索"两评一考、列队排位、后位淘汰、量才改用"的基层医疗卫生机构院长选聘模式。

二、工作成效

宁乡市基层医疗卫生机构绩效管理体系实行动态调整机制，不断根据实际运行情况修正绩效管理办法，绩效工资实施的效果初步彰显。

（一）健全奖优罚劣的考核机制，破解监管难题

一是健全奖优罚劣机制。通过设定绩效指标，明确科室和岗位的工作标准以及考核计分办法，把工作职责细化、量化，工作质量考核目标化、精细化，并将考核结果作为奖惩的依据，实现了目标责任制与绩效考核制的有机融合，形成了较为科学的绩效考核评价机制。当年收支节余出现亏损、未完成市卫生健康局年度目标管理考核指标、考核（百分制）得分在85分以下的单位，市卫生健康局任命的班子成员和财务联络员不得补发奖励性绩效工资。二是破解基层卫生监管难题。通过构建基层医疗卫生机构绩效管理体系，以问题线索为切入点，加强"穿透式"监管，引导单位加强内部精细化管理，强化预算绩效管理和成

本核算,避免了基层床位过度扩张、床位使用率不高、新增债务、重复建设、盲目建设等问题,指导基层走内涵式发展道路。改变了 4 家乡镇卫生院连续两年亏损、运行举步维艰的局面。

(二)完善了优绩优酬分配机制,调动医务人员积极性

实行以工作数量、工作质量和服务满意度为主的绩效工资制,不与收入挂钩,不进行开单提成,用技术水平、工作质量、工作数量拉开了分配档次。在分配中坚持优绩优酬、多劳多得,重点向关键岗位、临床业务骨干和贡献突出的工作人员倾斜。基层医疗卫生机构事业收入从 2019 年的 3.63 亿元增长到 2023 年的 6.61 亿元,其中医疗服务收入从 2019 年的 1.98 亿元增长到 2023 年的 3.79 亿元。在编职工人均年绩效工资从 2019 年的 6.32 万元增长到 2023 年的 9.11 万元。充分调动了工作人员的积极性,不断提高乡镇卫生院的医疗服务质量和效率,向社会提供优质、高效、安全的医疗卫生服务。

(三)基层机构能力达标全覆盖,分级诊疗目标实现

宁乡市 31 个乡镇卫生院 / 社区卫生服务中心全部达到"优质服务基层行"活动基本标准,其中有 9 家达到"优质服务基层行"活动推荐标准,乡镇卫生院评定为二级医院 4 家,建成社区医院 5 家。2023 年乡镇卫生院诊疗人次 228.79 万人次,住院 17.21 万人次,基层首诊率为 73.5%,县域就诊率 92.0%,基本实现"大病不出县,小病不出乡,康复回基层"的医改目标。

创新薪酬制度
推动基层卫生改革

宁夏回族自治区银川市灵武市

　　为充分调动乡镇卫生院医务人员的积极性、主动性和创造性,有效地吸引和保留所需人才,建立对外具有竞争性、对内具有公平性的现代收入分配体系,强化乡镇卫生院收入分配激励机制,在保证内部公平性、外部竞争性、合法性、激励性、可行性的基础上,灵武市东塔镇卫生院创新薪酬制度改革,以此来推进基层卫生工作全面、规范、持续发展。

一、主要做法

(一)落实绩效分配制度,推进绩效工资改革

　　一是出台绩效分配文件。灵武市卫生健康局、灵武市人力资源和社会保障局、灵武市财政局联合发文《灵武市基层医疗机构绩效分配实施方案》(灵卫发〔2019〕142 号)。东塔镇卫生院制定了《灵武市东塔镇卫生院绩效分配实施方案》,按照方案发放绩效工资。二是明确奖励性绩效来源。按照医疗服务收入〔医疗服务收入是指不含药品、检查、检验扣除成本并提取各项基金后的收入(药品收入中,中药饮片收入除外)〕的 40% 用于人员奖励性绩效;将基本公共卫生服务补助资金的20% 和基本公共卫生服务奖励资金〔基本公共卫生服务奖励资金是指每年经卫生健康行政部门考核后根据考核结果核发的奖励资金(乡镇卫生院与村卫生室基本公共卫生服务奖励资金按 1∶1 的比例进行分

配），主要用于从事基本公共卫生服务工作人员的奖励〕的50%用于人员奖励性绩效；将家庭医生签约服务费（家庭医生签约服务费主要指基本公共卫生服务项目经费承担10元，参加职工基本医疗保险和城乡居民基本医疗保险的签约人员医保基金支付5元）的70%用于人员奖励性绩效；在内部分配时，按照全科医生基本工资10%的标准设立全科医生津贴。以上作为基层医疗卫生机构绩效资金，用于奖励性绩效工资发放。

（二）探索不同学科特点，建立工资发放体系

医疗卫生不同专业之间的风险、技术含量、价值体现相差甚大，要改革人事制度、实施工作岗位双向选择，确定好工作流程以及"四定"（定编、定岗、定责、定绩效系数），以"服务数量、服务质量、服务效果和居民满意度"四项指标作为绩效考核标准，引导医务人员自觉提高医疗质量，改善服务态度，保持一定的工作量，合理创造经济效益，同时控制运行成本，限制对资源（人员、设备、房屋等）的过多占有等。为实现卫生资源的合理配置，改善资源的利用效率，东塔镇卫生院围绕工作计划，制订出切实可行的绩效分配方案，避免无节制过度分配。一是核算收入和成本确定绩效发放总额。由会计核算卫生院收入和成本，核算基本公共卫生服务项目经费绩效金额（除去成本）的20%除以12和每个月医疗收入（除去成本）的40%，以上两项之和为每月绩效发放总金额。二是确定各科室岗位系数。按照岗位系数将奖励性绩效资金分配给各科室。三是开展二次分配。各科室按照核定岗位系数金额，开展二次分配，科室按照服务数量、质量、医德医风（含劳动纪律）进行分配。

（三）激励引进创新技术，绩效工资有体现

一是引进新技术新项目绩效工资有体现。拟定绩效工资方案应有导向性，激励职工引进、实施创新、适宜性技术，根据新技术的经济效益和社会公益程度来进行激励。2023年，东塔镇卫生院开展中医康复新技术9种，收入48 183.3元，绩效奖励2万元。二是优绩优酬绩效工资有倾斜。在分配标准上向一线工作人员、关键重要岗位人员和绩效突

出、贡献较大的人员倾斜。非量化科室的绩效工资分配是在量化科室考核的基础上，按量化科室的效益工资平均值，计算出非量化科室的平均数，乘以岗位系数，同时结合考核结果，形成非量化岗位的绩效工资。

二、初步成效

（一）职工绩效工资有增加，医务人员积极性得提高

2023 年，东塔镇卫生院共发放绩效工资 267 204.8 元，其中基本公共卫生服务项目经费绩效 160 624.8 元，医疗收入绩效 106 580 元，职工平均年绩效领取 14 844.7 元。东塔镇卫生院通过落实薪酬制度改革，职工每月收入增加了 1 000~3 000 元，提高了职工积极性。

（二）医疗服务量和医疗服务能力得提升

门诊人次和收入大幅度提高，2023 年卫生院门诊接诊 27 940 人次，门诊人次较上一年增长 52.0%；门诊总收入 177.1 万元，收入较上一年增幅 44.0%。开设特色科室 1 个（中医康复科），整合资源，增设了 40 平方米的康复理疗室。2023 年，中医诊疗人次 5 506 人次，年收入 40 万元，增加 9 个康复理疗项目，中医康复理疗 3 032 人次，中医饮片 2 474 人，有效地提升了基层医疗卫生机构的服务能力。

第三部分

基层卫生人才培养与使用

构建"引才、留才、育才"三大平台
绘就基层卫生"人才画卷"

江苏省扬州市江都区

近年来,扬州市江都区全面贯彻落实省、市关于卫生人才强基工程的文件精神,紧紧围绕基层卫生人才的集聚、激励和能力提升,积极构建"引才、留才、育才"三大平台,为卫生健康事业高质量发展提供了充实的人才保障,基层医疗卫生服务体系和队伍建设工作成效明显。

一、搭建"政策框架",敞开大门良方引才

(一)创新举措"引活水"

区政府印发《关于加强乡村医疗卫生人才暨中医学人才建设(2021—2025年)全面推进健康农村实施方案》,在区编制、人力资源和社会保障、财政等部门的支持下,创新利用区直公立医院的富余编制建立"卫生事业编制周转池"制度。目前,已从区直公立医院中统筹调剂50名编制,专门用于基层招录紧缺型专业人才,并明确规定使用"周转池"编制招聘的基层卫生人才,服务基层满3年,可通过考核选调部分人才到区级公立医院工作,给予上升空间。预支基层今后1~2年的空编先行招聘紧缺型专业人才,同时,坚持总量控制,空编即补,优先保障基层医疗卫生机构的用人需求,确保基层卫生人才及时补充,形成集聚效应。2021年以来,全区医疗卫生机构招录卫生紧缺人才710名,其中

研究生 63 人、本科 284 人、大专 363 人,有力推动基层卫生人才"聚木成林"。

(二)优化流程"吸人才"

优化高层次人才的招聘方式和招聘程序,在保证卫生执业准入要求的前提下,放宽报名条件,不设开考比例,常年招聘,即空即招。同时,区卫生健康委同人力资源和社会保障部门明确紧缺和高层次医学人才范畴,采取现场面试、直接签约的方式,积极引导鼓励临床专业人才转型麻醉、影像等"招聘难"岗位,确保紧缺人才"秒"录取,人才引进"秒"到位。组织全区基层医疗卫生机构先后赴江西、辽宁、山东等多地相关医学院校开展卫生人才校园招聘,不断健全完善系统性的人才引进制度体系,拓展人才引进渠道,开辟绿色通道,形成"广纳人才"格局。

(三)强化宣传"广覆盖"

采取"校卫联动,一体宣传"的模式,专门制作定向委培专题宣传片和宣传活页,在校园广泛宣传发放,并组织全区高中学校有针对性地对考生志愿填报进行一对一、点对点的宣传和指导,积极招引本土医学生源,加大定向培养力度,2021 年以来定向培养江都籍医学生 115 名,其中本科 80 人、大专 35 人,专业涉及临床医学、麻醉学、预防医学、中医学等紧缺专业。

二、勾勒"动能线条",拿出诚意真心留才

(一)完善激励政策"提收入"

按照"两个允许"和"基层医疗卫生机构一类管理,二类绩效"的要求,合理核定绩效工资总量和水平,并向基层医疗卫生机构倾斜,全区核定绩效工资总量达事业单位绩效基准线的 160%,实际发放达到

177%,最高的基层医疗卫生机构突破203%。省、市骨干医生实行协议工资制,年收入不纳入单位绩效工资总额。对新招高层次人才和紧缺临床专业人才,根据学历和职称不同,一次性发放购房补贴和工资补贴10万~40万元不等。同时,将绩效向临床一线、关键岗位、业务骨干、风险度较高和贡献突出的医生大幅度倾斜,激发基层人才的工作热情。通过给足经济上的"安全感",江都区基层医务人员人均年收入15万元,院长达30万元,省、市骨干医生年收入普遍达25万元。

(二)激励扎根基层"添保障"

对在距离城区超过35千米的偏远乡镇卫生院医师,按照现行乡镇补贴标准的1.6~2.0倍发放边远地区生活补助,对主城区单位执业医师在偏远乡镇帮扶1年以上的,优先职称聘用。鼓励未被省定向委培录取的临床、影像、麻醉等专业毕业生回乡工作,并签订培养服务协议,参照省定向委培政策予以学费、生活费等补助。2021年以来,累计发放各类人才补贴895万元,有力推进了专业对口、本领过硬的优秀人才下沉到基层。

(三)中医奖补激励"创新高"

对评选出来的区级及以上名中医或中医骨干,每人给予一次性奖励补贴;对被评为市级"名中医工作室"的扬州市江都中医院奚社苗名医工作室,给予"名师带徒"每年2万~4万元补贴;对创成省级中医特色专科的真武中心卫生院针灸科,给予15万元的奖补;对各乡镇卫生院开展中医诊疗名医工作室柔性引进人才且每月组织名医坐诊、带教不少于2天者,每年给予每位专家4万元补助。这些举措极大地推进了基层中医人才的培养及中医特色专科的传承与发展。目前,江都区100%的基层医疗卫生机构建成中医馆;其中,五星级中医馆2家、四星级中医馆3家,同时正积极创建全国基层中医药工作示范县。

三、填充"发展底色",保持定力悉心育才

(一)筑巢引凤"夯基础"

近年来,江都区共投入 2.9 亿建成大桥、邵伯、小纪、真武、樊川 5 个农村区域性医疗卫生中心,并全部配置 CT,部分配置了磁共振成像仪,5 家区域中心全部建成二级医院,其余乡镇卫生院和社区卫生服务中心全部达到"优质服务基层行"活动基本标准。2021 年以来,又陆续投入 2.25 亿元对全区 8 家基层医疗卫生机构(占比 50%)进行基础设施改造和添置更换设备,全区基层医疗卫生机构已经有 16 家配置了 CT,配置率达 100%。3 年来基层医疗卫生机构新增了血液透析、康复等一批新项目,目前共建成 24 个市级特色科室、7 个省级特色科室,近 3 年新增 9 个市级特色科室,为基层人才队伍量质双升打下坚实基础。

(二)医联帮扶"学技术"

积极推进区域医疗联合体建设,着力加强与周边大城市三级甲等(三甲)医院合作。2021 年以来,建立院士工作站 1 个,博士工作站 1 个,教授工作室 18 个,较好地发挥了知名专家师带徒与"传、帮、带"的作用,同时推动 3 个医共体建设,在"家门口"为基层医疗卫生人才搭建施展"拳脚"的舞台。

(三)多元培养"强本领"

创新采取"县级 + 乡级"双中心协同实训模式,总投入 600 万建成江都人民医院、大桥区域医疗中心基层实训基地,区卫生健康委统筹、实训基地联动开展基层卫生人员适宜技术轮训,截至 2023 年底,已完成首批技术全员轮训,第二批完成率超 50%。引导基层医生积极参与学历提升和脱产进修工作,对培训合格的基层卫生人才,除参照本院临床医生发放平均绩效外,另发放 5 000~20 000 元生活补贴。2023 年,按照省、市、区"骨干人才"遴选要求,最终遴选出省、市、区级基层"骨

干人才"213 名,同时进行区级骨干人才配套资金分配,全年共下发各级资金 195 万元。推行心房颤动四级防治、体卫融合等管理模式,持续强化家庭医生签约服务、教育培训和绩效考核"三位一体"。有力推动基层卫生人才能力提升,人才培育结出硕果。2022 年,五家区域中心开展各类三、四级手术达到 1 875 台次,三、四级手术占比较 3 年前增长62%,群众的满意度和信任度也得到提升。

创新实施"三基"工程
壮大基层医疗卫生队伍

浙江省衢州市

浙江省衢州市以基层医疗卫生队伍建设为重点,实施以强基、培基、夯基为主要内容的"三基"工程,有效增强基层医疗卫生体系整体服务效能,目前全市基层就诊率达68%。

一、实施"强基"工程,促进乡村人才队伍"三增长"

(一)动态核编增定量

根据服务人口、住院床位、诊疗业务量等因素,结合县域医共体建设,精准测算乡镇卫生院和社区卫生服务中心岗位编制实际需求,按照事业编制和编外用工两种类型予以核定,增加基层医疗卫生机构可用编制总量。建立人员编制动态调整机制,各县(市、区)自2023年起,每三年调整一次基层卫生人员编制。2023年,常山县核增基层卫生人员编制224个、开化县核增156个,衢江区、龙游县、江山市均核增编制20个以上。截至2023年底,全市基层医疗卫生机构共核定事业编制3 457人,编外用工编制898人,每万名常住人口核定编制数达19人。

(二)定向扩招增总量

一方面,加大基层医疗卫生机构事业编制医务人员定向培养力度,放宽定向培养人员数量限制条件,根据培养年限可预支未来编制数,充分发挥杠杆效应。另一方面,适当增加乡村医生数量,对具有执业(助理)医师资格、年龄在 55 周岁以下,且愿意长期在紧密型乡村一体化村卫生室执业的人员,与乡镇卫生院签订服务协议后纳入统一管理,所需经费由当地财政予以保障。截至 2023 年底,全市共新招录基层医疗卫生机构人员 177 名,其中定向培养应届毕业生 95 名。

(三)梯次下沉增变量

在县域医共体内实施人员下沉制度,规定总院专业骨干医师晋升职称必须下沉分院,开展"传帮带、师带徒"。以江山市为例,2 家县域医共体总院共派出 106 名骨干下沉到 20 家乡镇卫生院,做到出诊排班常态化。同时,推动市级医院结对帮扶乡镇卫生院,市人民医院、中医医院等 4 家市直三级公立医院结对帮扶区域医疗次中心(服务人口 5万人以上的乡镇卫生院)。目前市级医院已与 14 家区域医疗次中心完成结对,每年下沉高级职称医师 1 000 多人次。

二、实施"培基"工程,开展人员培训"三专项"

(一)实施全科医生轮训专项

在全市范围实施"全科医生进修培训提升工程",由衢州市人民医院临床培养基地对全市基层医疗卫生机构近千名全科医生开展轮训,课程涵盖基本医疗、急诊急救、公共卫生服务等内容。培训每年举办 2期,每期 3 个月,4 年时间内实现全市全科医生轮训全覆盖。

(二)实施基层专题短训专项

依托衢州市基层卫生协会,针对基层医疗卫生机构的管理和卫生技术人员重点关注的内容,设置基本公卫组织管理、资金管理、医疗机构内部绩效考核、医疗质量安全核心制度等课程,通过"线上 + 线下"形式,开展为期 3 天的短期集训。2023 年以来,全市已累计培训 2 706

人次。

（三）实施乡镇提升专项

实施医疗卫生"县域崛起、区域提升"专项，所有乡镇卫生院和社区卫生服务中心每年安排不少于 10% 的医务人员，到医共体牵头医院进修培训至少 3 个月，并要求中级及以上职称医务人员每 5 年到上级医院进修至少 6 个月，作为受聘高级职称条件。目前，全市已累计安排基层医疗卫生机构人员外出进修 150 人次。

三、实施"夯基"工程，落实薪酬待遇"三保障"

（一）落实基本保障

做实县域医共体人事薪酬制度改革，强化财政投入保障，探索建立以"专项补助与购买服务相结合、补偿额度与绩效程度相挂钩"为主的新型补偿机制。衢江区 2022 年累计向 21 家基层医疗卫生机构拨付各级财政资金 1.63 亿元，其中基本补助收入 1.06 亿元，同比增长 6.8%。江山市 2022 年乡镇卫生院医务人员平均工资达到 16.5 万元，较三年前增长 37.5%。

（二）实施专项保障

各县（市、区）均出台面向医疗卫生人才的专项保障政策，如衢江区、常山县乡镇卫生院和社区卫生服务中心人员外出进修培训产生的培训费、补助费等费用，由当地财政全额保障，外出进修培训期间其绩效按不低于原岗位平均绩效标准发放。此外，针对在山区、库区等地区工作的基层医务人员，给予每人每月 300~1 400 元不等的补助。

（三）创新倾斜保障

推出基层职称评定倾斜扶持政策，对在乡镇卫生院连续服务满 10 年以上的卫生专业技术人员，在同等条件下优先评聘；对在乡镇卫生院累计服务满 30 年且距离退休不满 5 年的中级及以上职称卫生专业技术人员,专门划定一定比例统筹指标,用于解决高级职称晋升问题。

"三破三解"全力打造全科医师
"培、留、用"新模式

浙江省温州市苍南县

温州苍南县紧扣医疗领域共同富裕工作目标,全力缩小县、乡医疗服务差距,"三破三解"迭代升级"县管乡用"全科医师培养 2.0 模式,畅通人才流转使用壁垒。自运行以来,全县已培育 102 名"县管乡用"规培生服务基层,大幅提升基层医疗服务能力,基层就诊率也由 2019年的 59.1% 提升至 2023 年的 68.5%,位居温州市前列,城乡差距进一步缩小。

一、以"五下沉"推进"培"的突破,解基层人才瓶颈之忧

(一)"县管乡用"委培下沉

推动"县管乡用"全科医师培养模式由"5+3"向"5+3+5"迭代升级。定向培养的全科医师在 5 年高校学习、3 年挂靠全科医师培训管理服务中心规培后,由县卫生健康局根据全县各乡镇医疗人力资源实际需求,统筹分配到下属乡镇医疗机构服务,落岗基层后需服务满 5 年期限。截至 2023 年底,已培育定向生 327 名,其中已有 126 名分配到岗,分别分布在矾山、马站、桥墩等 18 家乡镇卫生院。

（二）"乡聘村用"师承下沉

出台《苍南县基层中医师承培养工作实施方案》，面向大专及以上学历、年龄不超过 28 周岁的本乡镇户籍人员，经县人力资源和社会保障局、县卫生健康局统一选拔后签订培养协议，委托浙江中医药大学与县级医疗机构共同培养，培养对象经 3 年脱产学习取得结业证书、传统医学师承出师证、乡村全科执业助理医师资格证后纳入财政适当补助编制管理，落岗基层服务。截至 2023 年底，首批 24 名基层中医师承培养对象已送至浙江中医药大学脱产学习，为基层自主培养本土化中医人才，在未来几年解决中医人才短缺、基层乡村医生队伍青黄不接的困境。

（三）招揽人才择优下沉

瞄准医学类高校优质应届毕业生，根据"有编尽用"原则及实际需求做好提前招聘计划，组织县级医疗机构及乡镇卫生院组团式赴温州医科大学等全国多家医学类高校现场提前招聘医学类毕业生，通过面试即可免笔试直接签订就业协议，取得学历、学位后经体检合格直接入编，将工作岗位设在基层医疗卫生机构，已经落实 81 名人员。

（四）"县聘乡用"刚性下沉

省级层面争取"县聘乡用"试点发文确定，县级层面加快推进《苍南县"县聘乡用"改革试点方案》出台，明确各县级医院医师在晋升主治医师和副主任医师前须分别完成满半年的基层服务，其中前 4 个月须连续在基层服务。实施全县"一盘棋"，打破目前县级医院医师下沉主要在医共体成员单位服务现状，以基层医疗卫生机构需求为导向，三年统筹安排 100 名医师下基层服务。

（五）院际合作柔性下沉

鼓励医疗机构加大上级协作力度，推动县域医共体与温州医科大学附属第二医院开展"山海协作"，设立名医工作室，2023 年上级专家已下沉 2 554 人次,门诊量达 11 974 人次。马站中心卫生院与杭州师范大学附属医院合作,邀请下派 4 名专家下沉,为基层提供"家门口"的专家服务。

二、以"三保障"推动"留"的突破,解人才发展后顾之忧

(一)"分配改革 + 基金保障",破薪酬待遇问题

实行差额身份全额保障,成立全科医生培训管理服务中心,用于"县管乡用"全科医师规培期间人事关系挂靠,待遇实行差额单位全额拨款。推进乡镇卫生院补偿机制改革,调整部分特困、离县城较远乡镇服务当量系数达到 2.8,基层卫生人才平均年收入增加 3 万元。同时,成立"全科医师健康守门人基金",对现有"5+3+5"全科医学定向生,给予基层服务期间不低于规培期间待遇标准保障,在用人单位承担基本工资、绩效奖励、国家统一规定的津贴补贴以及相关社会保险缴费的单位缴纳部分基础上,差额部分由专项基金予以补足兜底,调动基层全科医师服务积极性。

(二)"同等对待 + 两个允许",破个人前景疑虑

积极落实"同等对待"政策,即本科学历定向培养全科医学生经住院医师规范化培训合格,在职称晋升、岗位聘用等方面与临床医学、中医专业学位硕士研究生同等对待等;职称晋升给予绿色通道,可直接参加中级职称考试,放宽外语要求,不对论文、科研作硬性规定。创新"两个允许",即出台考研定向生延缓履约机制,针对考取研究生的全科定向生,允许其签订补充协议后延缓三年履约并给予编制预留,研究生毕业回归后允许参照人才引进政策给予相应人才待遇。实施"两个允许"后全科规培人员违约率由 77.8% 下降至 11.1%,成效显著。

（三）"乡聘县培"，破基层全科医师能力提升难问题

对乡镇中心卫生院（含分院、下属社区卫生服务站）的临床类人员，以医共体为单位，要求各基层医疗卫生机构根据自身医疗服务能力提升和基层特色专科发展需求，每年选派医师赴医共体总院脱产进修学习2个月，实现"全有所长"，进修内容以急诊急救、"三基"（基本知识、基本理论、基本技能）为主，并逐步探索集预防保健、诊断治疗、健康管理于一体的区域全科医生培训特色。

三、以"三导向"推动"用"的突破，解基层业务发展之忧

（一）以基层服务环境改善为导向，完善基层硬件配备

通过投资约27亿元的公共卫生补短板项目建设，改扩建提升中心卫生院14家，其中10家卫生院于2023年1月集体搬迁投用；改造提升标准化村卫生室260余家，新建智慧健康站50家，进一步夯实乡、村医疗服务硬件基础，改善基层医生工作环境。同时，全力推进乡镇卫生院病床开放，陆续完成床位审批、设备配置、医保审批等工作，确保卫生院住院床位能开尽开，让基层全科医师人尽其才。

（二）以数字信息化改革为导向，提升基层医疗服务能力

建设影像中心、心电共享中心、检验中心等，充分发挥"住院一体办""中医智能云诊疗系统"等数字化改革应用场景纽带作用，立足5G云诊疗应用，建立完善在线教育、辅助开单、AI模拟问诊等模块，辅助基层医师快速上手，提升基层全科医生获得感的同时，有效便捷基层群众就医。依托基层全科医师、健康智慧站、健康积分"三位一体"共建模式，有效引导定向委培人员主动服务基层，实现全科医师培养和基层医疗服务水平双向提升。截至2023年底，全县共为"两慢病"居民增加健康积分57 165人，增分1 096 787分；兑换药品或医疗服务项目

21 834 人,兑换 445 417 分。

(三)以基层需求为导向,创建县、乡、村分层用人机制

县级医院层面,明确面向部分院校、专业全员或大学 5 年绩点排名前几位次的学员,为定向县级医院培养,并以高水平院校、特定专业、高分录取、高绩点毕业为要求,确保紧缺型优秀人才落岗县级医院。乡镇层面,突出志愿服务,面向立志为苍南县医疗卫生健康事业服务的苍南籍学生招生,以培养本科层次基层全科医师为主体,弥补区域间高质量人才数量不足、分布不均短板,并在临床医学、中医学等紧缺学科学员分配上向中心乡镇卫生院倾斜。在偏远地区,突出培育快、人员稳定,重点培养专科层次医学人才,并启动专科层次全科医师农村订单定向培养,2021 年以来已招录专科定向人员 15 人。

引才聚才 强能提质
全力打造"让金子发光"的人才环境

湖南省郴州市宜章县

近年来,郴州市宜章县卫生健康局系统深入实施新时代人才强县战略,着力培养引进用好人才,为全县卫生健康事业高质量发展提供了有力的人才保障和智力支撑。

一、多渠道聚才引智

(一)优化社会招聘方式

采取适当降低开考比例、不设开考比例划定合格分数线 50 分等形式,优化社会招聘方式,2020—2023 年,通过社会公开招聘 247 人,人才引进 6 人。

(二)开展系统内人员招聘

面向在基层医疗卫生机构连续工作 5 年以上(45 周岁以内)、已经取得执业(助理)医师的临聘人员招聘,通过考核、考评择优办理入编手续;对取得执业(助理)医师资格或卫生技术中级及以上职称或全日制医学本科及以上学历的急需紧缺人才,以及取得全科专业住院医师规范化培训合格证书和助理全科医生培训合格证书的人员,采取免笔试,直接考核、面试的方式招聘,2022 年首次招聘 23 人。

（三）加强本土化医学人才培养

2020—2023 年,宜章县通过免费定向培养医学本科生 21 人、本土化人才培养 68 人。

二、全方位强能提质

（一）送出去"跟"

县人民医院、县中医医院、县第二人民医院每年分批分次派出中层骨干到湖南省人民医院、湖南中医药大学第一附属医院等三甲医疗机构进修,在工资待遇和时间上给予充分保障,把上级医院的技术技能、管理经验学回来。经统计,2020—2023 年共派出 173 名中层骨干到三甲医疗机构进修。

（二）请进来"教"

邀请南华大学附属第一医院、广东省中医院等医学专家,通过坐诊、会诊、学术讲座等方式,全面提升全县医务人员的服务理念、专业知识和服务技能。

（三）岗位上"学"

通过定期开展业务技能培训、岗位练兵和技能比赛等活动,强化岗位适应能力,促进技能全面提升,营造立足岗位,学技术、钻业务的浓厚氛围。

三、大力度崇医重卫

（一）政策上倾斜

优化卫生健康服务队伍总体结构,实现专业技术岗位占总岗位数的 90% 以上。提高医疗机构财政补助标准，2022 年在原来的补助标准上翻了一番，即乡镇卫生院一档、二档、三档分别从 1.3 万元/(人·年)、1.2 万元/(人·年)、1 万元/(人·年) 增加到 2.6 万元/(人·年)、2.4 万元/(人·年)、2 万元/(人·年)，并向上积极争取逐年提高补助标准，逐步达到"公益一类财政供给"标准，落实"两个允许"。

(二) 生活上关爱

制定《宜章县加强教育和医疗卫生人才队伍建设实施意见》，从优化招聘方式、畅通内部交流渠道、提高基层人才待遇等 12 个方面出台了具体措施。每年安排 20 名工作任务重、做出特殊贡献的医务人员进行疗休养，县财政按 3 000 元/(人·年) 的经费统筹安排。对医疗卫生单位新入编的 35 周岁及以下全日制硕士研究生、"双一流"高校本科毕业生(非高层次人才及急需紧缺人才引进的)，三年内分别给予 2 000 元/(人·月)、1 500 元/(人·月) 的工作和生活补贴。组织未婚青年医生护士与团县委、妇联、总工会等单位开展联谊活动等，切实帮助解决实际问题。

(三) 事业上搭台

按照"德才兼备、以德为先、任人唯贤""事业为上、人岗相适、人事相宜、注重实绩"等原则，近三年来，从长期奋战在疫情防控一线的优秀干部中提拔重用了 6 人，对在健康扶贫、疫情防控等重大工作中表现突出、贡献较大的医卫人员，提拔重用了 24 人。发展党员共 82 名(其中高层次人才 8 名，疫情防控一线 4 名)。在职称评聘上实行基层卫生职数单列，全县近三年设置基层卫生系列高级职称职数 394 个，其中取得基层卫生高级职称的有 74 人、正高 7 人。对本科及以上学历毕业、经全科专业住院医师规范化培训合格并到基层医疗卫生机构工作的人员，可直接参加中级职称考试，合格后直接聘任。

(四) 精神上鼓励

2020—2023 年，医师节、护士节等节日期间，共表彰了基层"优秀护理工作者"170 名、"三十年护龄奉献奖"61 名、"优秀感控员"20 名、"优秀医生"161 名、"优秀抗疫工作者"120 名、"最美乡村医生"40 名，基层医务人员积极性得以调动。

建立、集成和创新"四项"机制
多维度构建基层卫生人才队伍

海南省东方市

针对市域内紧密型医共体人员配置效能低、基层队伍"招不来、留不住"等问题,东方市将市域内紧密型医共体(市医疗健康集团,以下简称集团)人事权和医疗卫生队伍职称评聘、待遇保障等环节进行集成,多维度构建基层卫生人才队伍建设体系,积极打造基层卫生人才队伍建设"海南样板"。

一、建立授权提级机制,实现基层人才灵活配置

东方市连续出台《东方市医疗健康集团行政和人事制度改革》和《东方市基层卫生健康专业技术人员"市属乡用""乡属村用"工作方案》等系列文件,实现城乡医疗卫生人才的灵活配置。一是权限下放。市委授权市卫生健康委党委任免集团总医院副院长和中医院、疾病预防控制中心等市级医疗卫生机构领导班子成员,授权集团党委任免乡镇卫生院领导班子成员。二是提级管理。由市委任免集团党委书记、副书记和集团总医院院长;由市委组织部任免集团党委领导班子成员(不含党委书记、副书记)。三是编制周转。将全市医疗卫生机构1 567名事业编制纳入"周转池",由市卫生健康委、集团管委会统一管理、调配,人员调动不受单位经费渠道或人员身份限制。

二、建立即评即聘制度,满足基层职称评聘需求

东方市出台《东方市深化基层卫生专业技术人才激励机制改革实施方案》,改革基层职称评聘制度。一是基层中高级职称聘任不受比例限制,通过高级或中级职称评审的卫生专业技术人员,基层医疗卫生机构岗位聘任不受比例限制。二是实施"定向评价、定向使用"职称评审,基层专业技术人员可本着自愿原则申报基层卫生系列高级职称评审,通过基层卫生系列高级职称评审的卫生专业技术人员聘任基层医疗卫生机构岗位,与省级卫生系统高级职称人员享受同等待遇。通过职称评聘改革,截至 2023 年,乡镇卫生院卫生专业技术人员中级、高级职称占比分别 24.38%、9.09%,较 2018 年分别提升 4.18 个百分点和 2.78 个百分点。乡村医生中执业(助理)医师占比 27.51%,较 2018 年提升 19.3 个百分点。

三、集成待遇保障机制,打造基层卫生服务新生态

东方市从三个方面加强人才待遇保障,确保基层人才招得来、留得住。一是提高基层津贴水平。给予乡镇卫生院专业技术人员 1 000~10 000 元 / 月的乡镇工作补贴,代缴"五险一金"和职业年金;给予乡村医生 1 500~1 800 元 / 月的固定补助,代缴"五险一金"。经测算,基层医疗卫生机构人员平均待遇横向、纵向比较均有提升,2023 年全市基层医疗卫生机构人均年收入 152 893 元,比 2018 年增长 87.64%,中级和初级职称专业技术人员与二级医疗机构同等技术职称人员相比,处于略高水平。二是实施基层定向招聘。乡镇卫生院每年可调剂 10% 左右的岗位定向招聘在乡镇卫生院服务满 5 年的在岗编外人员或在村卫生室服务满 6 年的乡村医生;市级医疗卫生机构和城关镇医疗卫生机构每年安排不少于 10% 的空缺岗位,以竞聘上岗方式聘用在基层工作满 10 年且仍在岗的卫生专业技术人员。三是实施基层安居工程。出台《东方市基层教育及医务人员安居型商品住房建设

工作实施方案》，基层医疗卫生机构在编在岗医务人员、在岗编外医务人员和"市属乡用""乡属村用"医务人员及乡村紧密型一体化管理的乡村医生，可在城区购买一套安居房，第一批 379 人参与安居房项目选房。

四、创新人才下沉机制，实现人才互惠新成效

按照"以基层为重点"的工作要求，东方市采取一系列措施，推动资源下沉、人才共享。一是建立"凡晋必下"机制。专业技术人员参加职称评审实行"凡晋必下"，晋升中级职称累计在基层服务不少于 1 年，晋升高级职称累计在基层服务不少于 2 年，并结对帮带不少于 2 名基层人员。二是加大城乡交流帮扶力度。出台《东方市医疗健康集团"下沉上挂"实施方案》和《东方市医疗健康集团联合门诊联合病房建设实施方案》，明确市级医院选派专业技术人才到乡镇卫生院长期驻点，指导帮扶乡镇卫生院专科建设。目前已有 61 名市级专业技术人驻点乡镇卫生院，指导帮扶开展住院部及相关专科建设。三是推广"基层检查、上级诊断"。出台《东方市医疗健康集团"基层检查、上级诊断"实施方案》，依托全省基层医疗卫生机构 5G 项目和"三医联动一张网"，医疗健康集团总医院建立远程影像诊断、心电诊断等远程诊断中心，由乡镇卫生院、村卫生室上传检查数据、集团总医院诊断下传检查结果，已通过影像、超声等远程检查诊断 3 000 余人次。2023 年，基层医疗卫生机构诊疗量比 2018 年增长了 103.41%；其中，出院人次增长了 155%。四是镇中心卫生院等 9 家乡镇卫生院达到"优质服务基层行"活动基本标准或推荐标准，占比 64%；感城镇中心卫生院等 2 家乡镇卫生院通过社区医院建设评审。

坚持"三个三"路径
抓实卫生人才"县聘乡用"改革

重庆市渝北区

2022 年 8 月以来,重庆市渝北区全面推开"县聘乡用"改革,目前已派出 2 期共计 112 名来自区级医疗机构的医师下沉到区内各社区卫生服务中心、中心卫生院提供医疗服务。通过"县聘乡用"改革,基层卫生健康工作呈现出良好的发展势头。

一、主要做法

(一)建好"三项"机制,推动"县聘乡用"规范化

一是建立领导协调机制。"县聘乡用"工作被列入区第十九届人民代表大会第三次会议大会议案的重点内容。区委、区政府高度重视"县聘乡用"改革,成立了由区政府分管领导任组长的"县聘乡用"工作领导小组。改革同时取得了各相关部门的大力支持,2022 年,渝北区卫生健康委与编办、财政、人力资源和社会保障等部门联合印发了《渝北区卫生人才"县聘乡用"实施方案》,明确了改革的具体内容及配套措施,建立了多部门定期联席会议制度。二是建立资金保障机制。建立了由医疗机构筹资、财政兜底保障的 2 000 万元"双资金池"(其中区财政投入启动资金 100 万元),将"县聘乡用"人员绩效工资纳入"双资金池"独立核算,确保其收入待遇不低于原单位同一级别岗位收入水平。与财政联合印发《渝北区医疗卫生发展和技术服务协作资金池管理制度

(试行)》,规范资金使用及管理,确保"县聘乡用"改革资金充足,使用规范。三是建立考核激励机制。将"县聘乡用"纳入全区医共体"三通"考核范围和全区卫生健康综合考核评价指标,制定《渝北区卫生人才"县聘乡用"人员绩效考核办法》,实行"周考核 + 月考核"机制,考核结果与绩效工资挂钩,从工作纪律、医疗业务、带教培训、健康教育等各方面明确了工作任务,确保"县聘乡用"人员在基层管理规范、发挥实效。每年组织"县聘乡用"总结会,总结年度工作,进行经验交流,选树先进典型,表扬优秀"县聘乡用"医师。

(二)抓实"三类"考核,确保"县聘乡用"精细化

一是现场督查。区卫生健康委反哺办(即为加强区级医疗单位反哺基层卫生工作,推进反哺计划,区卫生健康委成立反哺办公室)、人事科、医政科不定期开展"四不两直"督查,通过现场查看、排班调查及科室访谈等方式核查"县聘乡用"人员在岗情况及工作开展情况。二是月度考核。每月收集《渝北区"县聘乡用"人员月度考核表》及《"县聘乡用"人员工作台账》,及时掌握当月工作情况,根据考勤及业务完成情况等对每月工作进行综合考核,确定考核等次。三是周期考核。定期对"县聘乡用"人员工作情况、存在不足等进行统计分析,查找原因,特别是在基层帮带方面存在的短板,并给出下一步工作建议,积极引导"县聘乡用"人员充分发挥医疗带动作用,积极参与家庭医生签约服务,促使基层医疗卫生机构用活、用好"县聘乡用"人员。

(三)注重"三实"安排,助推基层卫生健康可持续

一是人员下派实。按照"县聘乡用"人员数量不得低于当年招聘执业医师类人员总数的80%的要求,选派125名区级业务骨干,分两批全脱产下沉到基层1年。2022年、2023年分别下派50名、62名区级医疗机构业务骨干下沉基层,占比均达当年招聘执业医师总量的87%,超过重庆市的标准要求。所有人员均采取全脱产模式下派,由区卫生健康委将名单抄告区医保局备案,停止其在原单位的医生工作站处方权,放在基层医生工作站。下派安排综合考虑人员专业、基层医疗卫生机

构需求及业务发展情况,力争发挥最好作用。二是工作安排实。将"县聘乡用"改革深度融入医疗"反哺计划",由四家区级医院牵头,依托"县聘乡用"人员力量,在基层打造"慢病管理、妇幼健康、中医养生、特色专科"四大部,把帮助基层建设特色科室、新开设科室、开展新技术、新项目作为重点推进工作,明确了"县聘乡用"人员在基层的工作目标和努力方向。三是作用发挥实。将"县聘乡用"人员融入家庭医生团队,协助开展家庭医生工作管理和诊疗服务。截至2023年12月,"县聘乡用"人员参与家庭医生签约服务8 621人,健康管理1.14万人次,门急诊15.8万人次,开展业务、技术培训1 256次,专家健康讲座302次,下派专家1 997人次,义诊1.89万人次,开展无痛胃镜下胃息肉切除术、人工股骨头置换术等手术共2 910例,帮助基层医疗卫生机构从无到有建立消化内科、耳鼻咽喉科、特色口腔专科、儿科门诊4个专科门诊,让群众能在"家门口"看得起病。

二、初步成效

"县聘乡用"是一项持续的惠民政策,目前,按照《渝北区卫生人才"乡聘村用"实施方案》,安排不低于10%比例的镇卫生院医师下沉村卫生室提供医疗服务。对定期下村坐诊及驻村服务的"乡聘村用"医师,分别按照每年1万元/人和3.5万元/人从区级"资金池"兑现补助,不断提升乡村医疗队伍稳定性。

(一)基层医疗能力有突破

通过"县聘乡用"医师下沉,基层4个科室实现从无到有,填补基层医疗卫生机构技术空白166项,部分基层医疗卫生机构可开展无痛胃镜下胃息肉切除术、人工股骨头置换术等三、四级手术。

(二)基层诊疗数据有呈现

2023年1—11月,全区21家基层医疗卫生机构总诊疗量102.58万人次,同比增长了29.72%;出院2.43万人次,同比增长42.14%,以宝圣湖社区卫生服务中心为例,妇科和儿科门诊量同比增长 100% 以上,"县聘乡用"人员在基层医疗卫生机构发挥巨大的作用。

(三) 群众认可有提升

2023 年以来,全区医疗机构共收到患者感谢信 454 封、致谢锦旗 1 240 面。在最新民意调查中,群众满意度提升至 90% 以上,群众看病就医获得感、幸福感持续增强。

第四部分

县域医共体下人事薪酬
制度创新

正向激励　数字赋能
深化医共体全员岗位管理和薪酬绩效改革

浙江省温州市平阳县

2020年温州市平阳县全面启动"医共体基层医疗卫生机构岗位管理和薪酬绩效改革"市级试点。改革实施三年多来,基层医疗总收入增加18.36%,住院人次增加28.35%,门急诊人次增加14.17%,药占比下降了3.66%。

一、蓄好"资金池",激发内生动力

(一)强化绩效奖励激励作用

实行两个"允许"政策,设立3 000万元的改革"资金池",用于绩效分配、增量兜底和专项绩效奖励;允许打破"收支结余单位绩效工资最高上浮60%"的"天花板",允许当年收支结余提取不超过20%的事业基金后,其余可用于发放人员奖励,有效激发人员积极性。2023年,医共体成员单位收入总体增长16.7%,人均年工资收入15.6万元,较2021年增加6.8%。

(二)发挥绩效考核导向作用

医共体根据分院运行现状、地理位置、人口分布等,将劳动付出、成本投入等转化为标化工作当量,同时做好分院初分配、科室再分配和人员细分配三项工作,实现从固定拨付人员经费模式到按绩效当量分配,全面落实优绩多酬。如萧江中心卫生院实行综合绩效分配方式后,该院临床一线医技人员收入增加 55.28%,相同职位收入差距明显拉开,最高相差 10 万元。

(三)发挥专项奖励杠杆作用

通过设置专项奖励提升医共体分院开展新项目、引进新技术、培育医疗骨干人才的积极性。改革以来,医共体分院申报专项绩效项目 50 余项,获得县级补助资金 67.3 万元,有效带动整体业务提升,实现基层医疗服务效率和质量双提升。

二、统筹"一盘棋",释放人才活力

(一)整合人员,"轻装上阵"

按照"一盘棋、一家人、一本账"要求,强化医共体人员统筹调配,实行全员岗位竞聘和医共体"编制池"管理。医共体按标化当量核定分院编制数,通过增岗、并岗、顶岗、腾岗、定岗、聘岗等方式,对各类岗位动态调整;鼓励后勤服务社会化,不再设置工勤技能岗位,按"退一减一"自然消化,各分院后勤岗位占比降至 10% 以下。

(二)优化管理,人才下沉

实施扁平化管理,2 名牵头医院班子成员担任成员单位执行院长,7 名牵头医院人才在分院挂职医疗副院长,34 个科室实行垂直化管理;鼓励人员下沉,把分院工作经历作为人员职务晋升准入条件;降低流动门槛,医共体内部流动对象(定向培养对象除外)在原单位最低服务年限从五年放宽到三年。2023 年设立县乡联合病房 5 个、全 - 专联合门诊 44 个、基层特色科室 14 个,门诊开展达 2 088 天,诊疗人次达 31 564 人次。

(三)上下联动,全面提升

强化医共体公共卫生队伍建设,抽取 12 名基层医疗卫生机构公共卫生骨干充实至牵头医院,牵头医院 70 名专家加入全县 183 支家庭医生团队。标准化慢病管理中心实现县域全覆盖;全年基层模块化培训 13 000 余人次,覆盖率 100%,进修人员 84 人次,同比增长 4 倍多,实现公共卫生和医疗服务能力双提升。

三、发力"提能级",提升服务水平

(一)全流程监管

建立医共体绩效评价系统,医共体绩效信息平台首先根据工作当量分配绩效资金,然后再通过绩效评价系统进行考核,最后通过监管找出基层分院的薄弱点精准进行提升,通过信息化手段开展"分配—考核—监管"一体化全流程闭环管理,将薪酬分配数字化、可视化。

(二)精细化治理

投入 1 452.1 万元建设区域医共体信息平台,对医疗指标、业务质量评价、效率监测分析等实现精细化管理。推动县域卫生治理从粗放行政化管理向精细化服务转变。

(三)智慧化服务

推动检验、影像、心电、病理等县域医疗共享中心向基层延伸;开展"未来乡村"健康场所建设,探索智慧医疗、5G 云诊室、远程检验等,实现"远程"自助诊疗;2023 年县域医疗共享中心的检查报告数达 15.8 万例,同比提升 17.9%,医共体的作用和成效凸显。

创新人事薪酬制度
赋能县域医共体高质量发展

浙江省湖州市德清县

自 2017 年 11 月,德清县整合全县公立医疗资源,组建武康健康保健集团和新市健康保健集团以来,进行组织架构重组,推进管理体制和运营机制变革,推进行政管理扁平化,业务管理垂直化,真正实现"一家人""一本账""一盘棋"。近年来,德清县坚持以强基层为重点,以改革创新为动力,深化人事薪酬机制改革,多措并举盘活人才资源,驱动医共体人才队伍高质量发展,为县域医共体改革凝聚强大力量。

一、创新编制岗位改革,夯实人才发展基础

(一)实行统一编制管理,提升编制使用效能

实施医共体编制一体化管理,核定医共体编制总量从原来的 2 558 名增加到 2 731 名,编外用工控制数总量从 799 名增加到 949 名,由医共体统一管理、统筹使用。实行编内编外用工人数总量控制、动态管理,允许在集团事业编制(含备案制)空余条件下,超编外用工控制数申请使用补充医疗技术岗位人员,实现编内编外统筹使用。实行医共体编制总量动态调整,盘活用好存量人员编制。探索建立村级医疗卫生机构编制池,将基层医疗卫生机构编外合同制人员指标数纳入编制池,实行县级统筹、镇街所有、村社定向使用。

（二）开展全员岗位管理，强化统筹人员使用

按照"科学管理、按需设岗、按岗聘用、竞聘上岗"的原则，根据医共体三至五年发展规划，合理设置岗位 3 680 个，以集团为单位实行全员岗位管理，统筹制订集团内岗位设置与聘任实施方案，保证专技岗、控制管理岗、限制工勤技能岗。根据岗位设置合理配置人员，人员的学历、能力水平、专业技术职称应当与岗位的任职条件相匹配，实现人员从身份管理向岗位管理的转变。制订集团岗位聘期考核方案，建立公平竞争、能上能下、优胜劣汰用人机制，实现岗位动态管理。

（三）完善人才招引机制，落实省县同质招引

以统招共用为原则，聚焦"高精尖缺"人才，采取"省招县用"建强蓄水池、"县管院聘"人才共建池，打造省级医院、县级医院、基层卫生院一体化引才新模式，着力打通上下联动关键环节，打造省级医院、县级医院、基层卫生院同质化引才新模式，实现医联体、医共体内高层次人才资源的多形式开发、紧密型共享。近年来，县人民医院依托浙江大学医学院附属邵逸夫医院全职招收博士后 2 名，在全市区县综合性医院设立首个医学博士后工作站。三年来累计引进 D 类及以上高层次人才 96 人，其中硕博士 59 人、高级职称人才 21 人，获市卫生健康委引才"伯乐奖"荣誉称号。

二、健全人才培养机制，完善人才发展通道

（一）创新人才培养方式

依托浙江大学医学院附属邵逸夫医院全科医学科优势资源，构建以省级三甲医院、县级医院、基层医疗卫生机构为一体的全科医生培养模式，2020 年以来，为 207 名全科医生集中授课 120 期、云实训平台学习 9 万小时，全科助理医师以上资质占比达 82%。全国乡村医生培训中心落户德清县。自 2012 年起实施招录与招聘并轨的基层卫生人才

定向培养行动,累计招录定向培养生 292 名,已毕业到岗 190 名。2022 年起依托浙江中医药大学启动中医师承定向培养计划,首批 15 名学员已完成招录。

(二)建立人才流动机制

全面实施基层卫生人才"县聘乡用、乡管县育"改革,明确县级公立医院执业医师晋升职称前原则上需有一年以上基层医疗卫生机构服务的经历,鼓励基层医护人员到县级医院轮训。打破单位、科室、身份限制,建立集团内部人才柔性流动机制。聘任 12 名县级业务骨干担任卫生院业务副院长,选派 60 多名县级专家常驻基层全 - 专联合门诊和慢性病一体化门诊,110 名县级专科医生融入家庭医生团队,实现人员整合、人才流动、人尽其用。

(三)完善职称聘任制度

深化专业技术职务评聘制度改革,医共体制定"破四唯、立新标"评价标准,完善定性与定量相结合的科学评价体系,调整量化评分和专业审议评分结构,并按不同岗位(医、技、药、护、分院综合)设置三大项四十条分类评价指标。设置高级职称岗位聘任占比,其中临床岗位占比 63%、护理 20%、医技 15%、非卫生技术 2%,调整专业技术职务结构比例,确定临床岗位重心,保障学科发展。2018—2023 年,高级职称评审通过人数累计 269 名,其中县级医院 230 名,基层分院 39 名。

三、深化薪酬制度改革,激活人才发展动能

(一)合理确定医共体薪酬总量

按照"两个允许"要求,会同县人力资源和社会保障局、县财政局以上年度绩效工资为基础,综合集团医疗服务收入、建设运行状况、综合目标管理考核结果等因素,合理确定两大健康保健集团工资总额。将基本工资、津贴补贴、绩效工资和单位缴纳的公积金等各项收入纳入

薪酬总量,实行医共体薪酬总量全口径管理。同时,根据本单位在编在岗职工年人均工资水平 2~3 倍以内确定集团院长年薪基数,通过设定系数确定集团和基层分院其他领导班子成员年薪水平。

(二)建立多维度考核评价机制

建立以集团为单位统一的绩效考核制度,制订以基金流向和技术水平为正向激励的医共体运行考核办法。聚焦健康保健集团内部改革,发展重点领域和关键环节,重点对医共体建设、分级诊疗落地、医保基金流向、公立医院高质量发展、基层医疗卫生机构能力提升等方面进行考核,考核结果与医共体书记、院长年薪,以及医共体绩效工资总额、领导班子任免等挂钩。

(三)落实医共体薪酬分配自主权

推动医共体内部薪酬分配管理,武康、新市两大健康保健集团分别结合各自实际,制订集团"三脱钩、三挂钩"的绩效考核分配方案,建立公益性导向的"234"薪酬分配机制,即两个层级(县级医院与乡镇卫生院)、三项考核(县级医疗机构为 DRG、KPI、成本控制考核;基层医疗卫生机构为公共卫生、基本医疗、综合管理考核)、四类分配(月度、季度、年度、单项)。武康、新市两大健康保健集团职工年薪三年累计增幅达 15.28% 和 32.99%。同时,公立医院与乡镇卫生院年均绩效工资收入比从 2018 年的 1.65∶1 缩小到 2023 年的 1.43∶1,基层医务人员平均收入从 2018 年 13.48 万元提至 2023 年 18.47 万元。

突破编制壁垒
全面推动紧密型县域医共体建设

福建省三明市

2023 年 9 月,中共三明市委编办、市财政局、市人力资源和社会保障局、市卫生健康委四部门联合印发《关于深化紧密型县域医共体人员管理的意见》,整合并有效利用相关资源,优化现有人事管理工作机制,对紧密型县域医共体在医务人员的编制核定、使用和管理,以及调配、招聘等方面赋予更多自主权。同时,打破紧密型医共体内部总医院(差额拨款)与基层分院(全额拨款)的编制界限,为更好满足医共体可持续健康发展的需要,全面提高区域医疗服务能力和管理水平,更好地满足人民群众的健康需求,夯实制度基础,提供有力保障。

一、统筹医共体人事管理,提升资源布局自主性

在编制管理方面,明确保持基层医疗卫生机构事业单位性质和公益属性不变,将医共体范围内的乡镇卫生院、社区卫生服务中心从由县(市、区)卫生健康部门管理调整到总医院管理,并将人、财、物、事、绩、管等全部收归医共体统筹管理,推动医共体内公立医疗卫生机构编制分别核定、统筹使用和管理。各医共体的编制总量由总医院(含中医院)、乡镇卫生院、社区卫生服务中心 3 个部分组成。医共体在核定的人员编制总量内,根据业务发展需要,统筹调剂同经费渠道的基层医疗卫生机构事业编制。县级机构编制部门根据本区域内服务人口

变化情况,每5年动态调整乡镇卫生院和社区卫生服务中心人员编制总量,同时确保乡镇卫生院用于专业技术人员的编制不低于编制总额的90%。

二、优化人才流动机制,提升选人用人灵活性

在人员调配方面,打破医共体内部人员流动壁垒,进一步优化人员调配管理。由各医共体根据工作需要提出其在编在岗的财政核拨、财政核补事业单位人员的调配意见,经各县(市、区)医改领导小组会议研究同意,向同级卫生健康、编制、人力资源和社会保障部门报备后组织实施。从乡镇卫生院或社区卫生服务中心到医共体交流的人员,应具有中级专业技术职务或本科及以上学历,且须在基层医疗卫生机构工作满5年。在医共体内曾"经费逆向"调配的人员,拟调往其他同级财政核拨单位的,经编制委员会同意,须在基层医疗卫生机构工作满3年(或已满最低服务年限及其他约定的年限要求)。

三、强化财政经费保障,提升财务运营管理效能

在财务管理方面,医共体实行县、乡、村公立医疗卫生机构"统一管理、集中核算、统筹运营"的财务管理制度,规范财务收支核算,完善内控制度建设,确保财务资料的真实性、完整性、合法性和合理性。各县(市、区)财政部门按照基层医疗卫生机构核定编制总数给予人员经费保障,经相关部门核定使用的编制外人员要给予定额经费补助,经费由各医共体统一管理。

四、统一人员招聘方式,提升人力资源管理规范性

在人员招聘方面,推动基层医疗卫生人才"县管乡用",医共体内的人员由各医共体统一招聘、培训、调配和管理。可根据服务人口、床位

数、岗位需要等实际情况，以各医共体名义统一招聘医技人员，规范做好跟岗培训。医共体规范人员招聘程序，拟订的招聘方案经同级卫生健康委、人力资源和社会保障部门审核后组织实施。

优化人才"引育用留"全链条
扎实推进县域医共体人才队伍建设

安徽省淮北市濉溪县

近年来,淮北市濉溪县以紧密型县域医共体建设为载体,围绕县域医疗卫生队伍人才建设,多措并举,持续优化"引才、育才、用才、留才"全链条,不断扩大总量、提升质量、盘活存量、激发能量,为推动卫生健康事业高质量发展打下了坚实的基础。

一、坚持引才有方,多措并举增"总量"

(一)完善人才招引机制

县政府印发《濉溪县卫生系统急需紧缺人才引进工作实施办法(试行)》,大力实施急需紧缺人才引进计划,2018 年以来县级 3 家公立医院累计引进硕士研究生学历及高级职称以上人才 26 人、本科学历 329 人、设立"国内知名医院濉溪籍名医工作室"8 个,源源不断注入人才"活水"。

(二)破解乡镇用人难题

出台《关于建立濉溪县基层医疗卫生机构人才"县管乡用"机制的实施意见》,做实"县管乡用"模式,2018 年以来,濉溪通过县管乡用"周转池"制度累计招聘卫生技术人员 151 人,逐步缓解乡镇卫生院人员老化、专业技术人员短缺问题。

（三）巩固村级服务网底

开展基层医疗卫生人员学历提升计划,深入探索"乡聘村用"机制,积极推进实施"一村一名大学生村医提升计划",2023年累计录取148人,乡村医生定向委托培养17人,进一步筑牢基层服务网底。

二、坚持育才如琢,提升素质强"质量"

（一）建立能力提升机制

创新建立县级医师培训统筹制度,由县财政配套200万元,两家牵头医院筹资150万元,共同构成350万元的"县级医师培训统筹资金池",低于50万元启动新一轮筹资,截至2023年底,已经开展了6轮筹资,依托资金保障用于支持县级医师外出进修学习,邀请院外专家来滩手术、会诊、带教指导,以及设立"名医工作室",推动"走出去"增强内力、"引进来"吸纳外力。截至2023年,共邀请院外专家会诊手术3 207台,授课指导745场,县级医师培训进修387人次。

（二）拓展培训统筹制度

2023年将县级医师培训统筹资金制度延伸到乡镇,提取乡镇卫生院结余沉淀资金5%~10%,设立"乡镇医师培训统筹资金池",用于推动县级专家下沉指导、专家会诊、乡镇医师进修学习。2023年乡镇医师培训统筹资金支出117万元,共推动县级专家开展会诊、手术、指导572人次,乡镇医师培训进修224人次。

（三）加强村级能力建设

将村卫生室人员培训纳入医共体考核,牵头医院对进修学习的乡村医生免费提供住宿,每天给予30元生活补助,截至2023年通过医共体牵头医院组织乡村医生进修623人次,进修培训范围已覆盖76%的乡村医生,中医适宜技术在村卫生室实现了全覆盖。

三、坚持用才若棋，统筹布局活"存量"

（一）强化县域编制统筹

按照"控制总量、盘活存量、优化结构、总体平衡"的原则，建立医共体人才统筹使用和柔性流动机制，县卫生健康委根据县域医疗服务需求和业务导向，每年向县委编办申请动态调整编制分配，最大限度提高编制使用效率，2023 年基层空编率仅 4.0%。

（二）做实优质资源共享

积极推动牵头医院开展驻点帮扶、科室共建、远程会诊等工作，医共体长周期派驻实现医共体成员单位全覆盖，牵头医院与 13 家分院 20个科室开展学科共建；依托全民健康信息平台，推动县域医疗、医保、公共卫生信息互联互通和检查检验信息互认共享，完善远程会诊体系，"5G+ 远程会诊平台"覆盖全部卫生院，远程会诊中心年服务基层 2.2万人次。

（三）推动人才全面下沉

以利益共享机制为核心，以重点人群签约服务为主线，探索建立网格化管理、精细化服务、信息化支撑的健康管理单元，推动县、镇、村三级 2 626 名医务人员定点下沉到全县 232 个网格单元，协同加强农村居民的健康管理，筑牢农村疾病预防控制网底。

四、坚持"留才似宝"，优厚待遇激"能量"

（一）完善人才待遇保障

出台《公立医院薪酬制度改革实施方案》《乡镇卫生院绩效考核办法（试行）》，巩固完善公立医疗机构"公益一类保障与公益二类激励相结合"运行机制,贯彻落实"两个允许"要求。制定《基层医疗卫生机构内部绩效考核分配指导意见》,运用信息化平台,将人员考核与绩效分配全面结合,有效地调动了人员积极性。

(二)健全绩效激励体系

制定《濉溪县紧密型县域医共体综合绩效考核实施方案》等文件,建立县、镇、村统一的考核指标体系,形成医共体管理委员会对牵头医院、牵头医院对镇卫生院、镇卫生院对村卫生室的逐级考核机制,同时建立绩效评价信息系统,实现绩效考核的精准化、便捷化、信息化。

(三)落实包干结余留用

以医共体经费包干、利益共享机制为核心,整合医保基金与基本公共卫生服务项目经费建立"两包"资金池,按照结余留用、合理超支分担原则,根据绩效考核成绩及时兑现包干结余资金,用于完善人员激励机制。自 2017 年起,濉溪县实现连续 7 年结余留用,2023 年乡镇卫生院在职人员平均年工资与县级医院在职人员平均年工资比值达1∶0.99。

第五部分

乡村医生队伍建设与待遇保障机制

实施"枣医靠"惠民暖心工程
全面提升村级医疗服务水平

山东省枣庄市

近年来,枣庄市聚焦解决群众急难愁盼问题,把提升基层医疗卫生服务水平作为重点民生工程,持续推动工作重心下移、资源下沉,将实施"枣医靠"惠民暖心工程,列入 2024 年惠民实事项目,努力让群众健康更有"医靠"。截至 2023 年底,全市村卫生室 1 692 家,乡村医生 3 260 名,构建以 217 个中心村卫生室为主体、1 475 个一般村卫生室为补充、每年新增的 100 个样板村卫生室为标杆的新型村级卫生服务体系。

一、强基固本,破解"基础薄弱"问题

(一)强化样板引领

2023 年 11 月起,实地走访 55 个镇(街)、26 家镇卫生院(社区卫生服务中心)、192 家村卫生室,向乡村医生和农村地区群众发放调查问卷 4 000 余份,明确乡村医疗体系建设短板弱项。制定《枣庄市村卫生室三年提升行动实施方案(2024—2026 年)》,市、县、镇、村"四级联动",聚焦村卫生室基础设施、人才队伍、服务能力、规范管理、运行保障提升"五大工程",开展"百村样板、千村提升"活动,从 2024 年起,利用 3 年时间打造样板村卫生室 300 家,持续补短板、强弱项。

（二）提升硬件基础

开展医疗卫生服务能力强基行动，从基础建设、设备配置等 8 个方面，对基层医疗卫生机构进行标准化规范化升级改造。2023 年，共投入基层卫生建设发展资金 2.75 亿元，推动全市 65 个镇（街）全部设置镇卫生院（社区卫生服务中心），中心村卫生室实现心电图机、血液分析仪、除颤仪"三大件"全覆盖，有效满足基层群众基本医疗需求。

（三）推进产权公有

按照"先易后难、精准施策、稳妥推进"的原则，加快村卫生室公有化进程，依托党群服务中心等村级公共服务设施建设一批，利用闲置废弃的房屋土地盘活一批，争取上级政策支持和社会各界帮扶援建一批，镇（街）政府（办事处）兜底一批。2023 年，全市村卫生室公有化率达64.7%，同比提高 17.8 个百分点。

二、综合施策，破解"有室无人"问题

（一）优化政策"引乡医"

推行"县招乡管村用"机制，县级统一招聘新型乡村医生，纳入镇卫生院管理，在村卫生室任职使用。结合利用镇卫生院空编招聘大学生乡村医生、选派驻村医生、带编制返乡就业等措施，加快充实基层医疗卫生人才队伍。乡村医生中执业（助理）医师占比达 53.9%，提前完成山东省制定的"到 2025 年，乡村医生中具备执业（助理）医师资格人员比例达到 50% 以上"的目标任务。

（二）深化培训"育乡医"

实施"千医培训"，面向全市所有在岗乡村医生开展调研，全面了解培训需求和实际困难，采取"线上 + 线下""集中 + 个人""理论培训 +实践操作"等方式，每年培训乡村医生 1 000 名以上，每 3 年对全市乡

村医生轮训一遍,提升常见病、多发病诊疗水平和基本公共卫生服务、中医药服务能力,有效破解培训效果差、不对口的问题。

(三)优化保障"留乡医"

采取"老人老办法、新人新办法"的方式,分批分类解决乡村医生后顾之忧,为老年乡村医生发放生活补助并择优返聘,为取得执业(助理)医师资格的合同人员购买养老保险,为新招录大学生乡村医生落实编制。目前,全市62.9%的乡村医生参加了居民或职工养老保险。2015年以来,为9 020名老年乡村医生发放离岗补助3.26亿元。

三、提质赋能,破解"有人无技"问题

(一)打造人工智能辅诊助手

全域部署"智医助理"系统,数字化分析患者病历、健康档案、检验检查等信息,提供智能辅诊、用药开方等决策支持,为基层医生"查缺补漏"。目前,系统已覆盖全市100%的镇卫生院(社区卫生服务中心)和95.6%的村卫生室,提供人工智能辅诊4 119万余次,进行合理用药质检299万余次,推动基层电子病历规范率由不足20%提高至98.7%。

(二)构建心电村检查,县乡诊断模式

以县级医院为牵头单位,各镇卫生院(社区卫生服务中心)为成员,建设县域医共体8个,远程医疗覆盖全部镇卫生院、向村卫生室延伸。滕州市作为国家紧密型县域医共体建设试点,建成医学检验、医学影像、心电诊断等"六大中心",诊断报告可在10分钟内回传村卫生室,基层就诊比例由组建前的52.4%提升至66.3%。

综合施策
促进村级卫生人才发展

山东省青岛市崂山区

近几年,青岛市崂山区围绕解决群众全方位全生命周期健康服务需求与基层卫生服务能力不强之间的突出矛盾,坚持"保基本、强基层、建机制"的原则,持续加强乡村医生队伍建设,实施农村订单定向医学生免费培养工程,通过建立"区管街聘居用"新机制,加强区域医疗卫生人才一体化管理,落实乡村医生工资收入、养老医疗待遇,稳定和优化乡村医生队伍,全面提升村级医疗卫生服务水平。

一、创新做法

(一)基于"订单定向免费培养",建立长效补充机制

实施农村订单定向医学生免费培养制度,建立乡村医生长效补充机制。一是高起点部署。2015 年,崂山区作为全市农村订单定向医学生免费培养试点,印发《崂山区农村订单定向医学生免费培养的实施意见》(青崂政字〔2015〕19 号)。选定山东医学高等专科学校为协议培养单位,开展订单定向医学生培养。定向培养的医学生取得毕业资格后,在社区一体化卫生室连续工作至少 6 年,承担基本医疗卫生服务、基本公共卫生服务和健康教育等工作职能。二是高标准补助。崂山区与山东医学高等专科学校签署订单定向培养协议,定向培养对象

执行"两免一补",即免除在校期间学费、住宿费,补助生活费(专科毕业生为 3.72 万元,本科毕业生 6.2 万元)。签订就业劳动合同到岗后支付 40%,自符合医师资格考试条件起三年内通过执业医师资格考试后支付 60%,未取得执业资格的解除劳动合同。三是高优化准入。崂山区订单定向培养医学生,免试为其进行乡村医生执业注册,在引入的同时加强把控,进一步优化准入、流转、退出机制。自 2016 年起,已累计订单定向培养医学生 140 名。已到岗 84 人(除 18 人因连续 3 年未取得相应资格证予以解聘、考取事业编、不再续约、考取研究生自愿申请放弃等原因外),在校学习有 38 人,其中 17 名通过专升本正在本科阶段学习。在岗人员中,执业资格通过率达 87%。全区订单定向医学生免费培养进入良性循环,为基层注入新鲜血液,建立乡村医生长效补充机制。

(二)高规范管理,建立"区管街聘居用"新机制

"区管"即在区级设立乡村医生人才库,实行全部乡村医生统一管理、统筹安排。"街聘"即具有执业资格的乡村医生可在社区卫生服务中心、乡镇卫生院执业注册,其收入纳入社区卫生服务中心、乡镇卫生院医疗服务总收入,实行统一管理。"居用"即由社区卫生服务中心、乡镇卫生院根据各社区卫生室医务人员实际情况,统筹安排乡村医生在规划内一体化卫生室执业,让乡村医生成为乡镇卫生院的派驻医生,提升基层医疗服务质量。

(三)强化乡村医生保障,完善分配激励机制

一是深化收入和待遇保障。乡村医生收入包括定额补助、综合绩效补助、基本药物销售额补助、基本公共卫生服务项目补助、一般诊疗费收入、家庭医生签约服务费等。①定额补助:乡村医生每人每月发放 300~1 000 元定额生活补贴。②综合绩效补助:按照上年度农民人均纯收入 1.8 倍标准核乡村医生绩效补助,2023 年为每人每月 3 993 元,每三年动态调整一次。③基本药物销售额补助:积极落实基本药物销售

补助,加强基本药物制度绩效考核工作,按销售额 15% 的比例给予补助。④基本公共卫生服务项目补助:基本公共卫生补助不低于人均补助标准的 40%。⑤其他补助:村卫生室开展基本医疗服务时收取一般诊疗费,每人次 10 元;此外,还有机构运行、家庭医生签约服务、老年人体检等补助。二是分类完善在岗乡村医生社会保障。在岗乡村医生与用工单位确定的人事代理公司签订企业用工劳动合同,代缴社会保险及公积金,不签合同的在岗乡村医生,给予资金补助。其中,社会保险按缴费时使用的上年度全省全口径城镇单位就业人员平均工资 60% 的标准、公积金按崂山区上一年度月平均最低工资标准作为住房公积金缴纳基数,并按单位缴纳 5% 比例标准给予单位缴费部分全额补助,人均每月 1 014.86 元。基本医疗保险补助分机构和人员两部分缴费,将乡村医生统一划归所在街道卫生院管理,医疗机构缴纳部分由区财政拨付卫生院统一交付,个人部分由医务人员缴纳。三是建立起乡村医生学历层次提升机制。鼓励订单定向培养在校学生专升本提升学历水平,毕业后仍回一体化卫生室服务的乡村医生,可继续执行订单定向培养政策。同时,鼓励在岗一体化卫生室乡村医生提高学历层次,崂山区对一体化社区卫生室乡村医生取得执业助理医师资格和执业医师资格的分别给予一次性奖励 5 000 元和 10 000 元。目前,全区一体化村卫生室乡村医生达到 152 人。

二、初步成效

(一)乡村医生学历结构得到优化

全区一体化村卫生室乡村医生中执业(助理)医师或全科执业助理医师占比达 70%,较 2019 年大幅度提高;乡村医生中大专及以上学历占 56%,这两个指标均位居全省前列。崂山区乡村医生的学历、执业资格结构更加合理,已建成一支素质较高、适应农村需要的职业化队伍。

（二）乡村医生薪酬收入稳步提高

崂山区拓宽乡村医生补助渠道,综合提高乡村医生收入水平,2023年,全区乡村医生每人每年平均收入约 10 万元,在全市名列前茅。

完善乡村医生使用和激励机制
提升乡村医生服务能力

湖北省恩施土家族苗族自治州恩施市

近年来,恩施市认真贯彻落实乡村医生资金补助、养老和培养培训政策,稳定和优化乡村医生队伍,提升乡村医生服务能力,推动基层首诊、分级诊疗、签约服务、公共卫生均等化服务制度有力有效落实,努力建成一支业务能力强、行业形象优、群众满意度高的乡村医生队伍,让广大农村居民切实享受到方便、快捷、优质、高效的基本医疗卫生服务和公共卫生服务。

一、背景

(一)源于筑牢卫生网底的需要

恩施市地处湖北省西南腹地,属于典型的山区地貌。全市88余万人,特别是农村地区老百姓能否就近享有公平可及、系统连续的预防、治疗、康复、健康促进等健康服务,基层卫生网底建设至关重要。织牢织密基层卫生网底是"以基层为重点"的有力诠释。

(二)源于保障基本医疗的需要

恩施市在整体脱贫前,属于贫困县,由于农村基础条件差、交通不方便、乡村医生待遇差等原因,乡村医生存在留不住、招不来现象,基层老百姓看病难是摆在党委政府面前亟待解决的问题,要实现"两不愁三保障"，彻底解决"基本医疗有保障"，必须予以保障。

（三）源于改革医药卫生体制的需要

医药卫生体制改革是世界性难题，基层首诊、分级诊疗落实的程度很大程度上取决于基层医疗卫生机构的服务能力，只有基层医疗卫生机构的服务能力上去了，老百姓可以就近解决"头疼脑热"问题，基层首诊、分级诊疗就基本实现了。

二、主要做法

（一）扎实推进"四个一批"，淬炼乡村医生的"金手指"

一是订单定向培养一批。2021—2023年，恩施市采取单列招生计划方式招录应届高中生50人，依托湖北恩施学院开展大专层次的乡村医生订单定向培养，财政给予培养对象每人每年1万元的学费、生活费补助，所有学员均和恩施市卫生健康局签订了协议，毕业后安排到定向村卫生室工作，最低服务年限不低于5年。二是面向社会招聘一批。恩施市采取卫生健康局集中招聘和乡镇卫生院按需招聘的方式，招聘应往届具有大专及以上学历的医生到村卫生室执业，3年来，共招聘21名大专及以上学历的医务人员到村卫生室工作。三是乡镇卫生院派驻巡诊一批。恩施市采用驻村、定期巡诊的方式，每年安排乡镇卫生院大专及以上学历的医生定期到村巡诊，为村民提供基本医疗卫生服务和基本公共卫生服务，现场对乡村医生进行指导，同时安排乡村医生到乡镇卫生院跟班学习，有力提升村卫生室服务质量和能力。四是在职乡村医生学历提升一批。为提升在岗乡村医生服务能力，采取成人高等继续教育方式，鼓励在岗乡村医生加强学习，提升学历，截至2023年底，已有大专及以上学历的乡村医生317人，还有166名在岗乡村医生正在函授学习，成人高等教育毕业证书可作为今后晋级、晋职、各医疗卫生单位入编考试的学历依据。同时，对函授取得大专及以上学历的在岗乡村医生，每人一次性给予1 000元补助。

（二）及时出台乡村医生招录政策，打开晋升"通道口"

为彻底打破乡村医生身份尴尬，充分发挥其为民服务的能力，打通乡村医生晋升通道，让优秀乡村医生脱颖而出。2020年，恩施市卫生健康局、编办、人力资源和社会保障三部门联合印发《关于进一步加强基层医疗卫生机构人才队伍建设的通知》，每年从乡镇卫生院招聘岗位中拿出一定岗位比例，定向招聘具有执业（助理）医师等资格的优秀乡村医生进入乡镇卫生院编制，为优秀的乡村医生打开了晋升职业通道，极大增强了乡村医生的职业荣誉感和获得感，2021年以来已有20多名乡村医生进入编制内。

（三）全面落实乡村医生待遇，抓牢村级服务"大盘子"

一是落实乡村医生养老保险。2020年9月30日，市政府办公室印发了《恩施市乡村医生养老生活补助实施方案》（恩市政办函〔2020〕17号），明确了截至2019年12月31日，在村卫生室从事医务工作，工作年限达十年以上，到龄离岗或超龄在岗（指男性满60周岁，女性满55周岁，下同）且已自行参加企业职工基本养老保险的乡村医生，按每人每工作一年1 000元的标准给予生活补助，一次性最高补助十年；到龄离岗或超龄在岗未参加企业职工基本养老保险的乡村医生，每年按3 500元的标准给予生活补助；在岗的乡村医生按照社会平均工资为基数缴纳养老保险，2023年乡村医生社会平均工资为3 800元/月，按照单位承担16%的比例，为每名乡村医生缴纳7 296元/年的养老保险。二是落实乡村医生专项补助。2011年以来，恩施市出台乡村医生专项补助政策，专项补助资金纳入本级财政预算，标准为村卫生室负责人1 000元/（人·月），一般工作人员800元/（人·月）。2020年标准调整为村卫生室负责人1 200元/（人·月），一般工作人员调整为1 000元/（人·月）。专项补助资金按月打入乡村医生个人工资卡。

（四）规范发放各类补助资金，鼓起乡村医生的"钱袋子"

一是规范发放国家基本公共卫生服务项目资金。综合考虑乡村医生工作的实际情况、服务能力和服务成本,采取由乡镇卫生院统筹安排基本公共卫生服务工作,保障乡村医生合理的收入待遇。将基本公共卫生服务项目任务量的 40% 交由乡村医生承担,经考核后按照实际完成的任务量及时拨付资金。二是严格执行基本药物制度补助资金。实施国家基本药物制度乡村医生补助政策,2023 年为村卫生室补助资金 389 万元,每名乡村医生每年补助 6 000 元。三是足额发放运行经费。为保障村卫生室正常运行,足额为每个村卫生室每年补助 7 500 元运行经费。四是严格执行一般诊疗费资金。结合乡村医生实际工作能力,对在服务患者的诊疗活动中产生的一般诊疗费,按照医保政策相关规定按照就诊患者 8 元 / 人进行拨付,对于就诊量较少的村卫生室,按照不低于村卫生室服务人口 ×2.5 次 / 人 ×7 元的标准进行拨付。

多年来,恩施市多措并举,持续用心用情解决乡村医生待遇,强化措施,提升乡村医生的幸福感和获得感,既稳定了乡村医生队伍,又解决了老百姓就近看病难的问题,党和国家的各项健康惠民政策有效落实落地,实现了群众得健康、乡村医生得保障、基层网底得巩固、政府得民心的"四赢"局面。

深化"四项改革"
稳定乡村医生队伍

湖南省张家界市桑植县

近年来,张家界市桑植县存在乡村医生老龄化、能力不足、待遇不好、队伍不稳等问题。桑植县借综合医改之势,为打通人民群众卫生健康服务"最后一公里",深化四项改革,有力稳定了乡村医生队伍,不断筑牢人民群众健康保障网底。

一、主要做法

(一)创新评价管理模式,为乡村医生职业化提供制度保障

一是创新评价方式。从执业资格、连续从业年限、年度考核结果、服务对象满意度等多个纬度进行等级评定,对获评一级、二级、三级的乡村医生,由县财政安排经费,分别给予每月 300 元、500 元、800 元的岗位补贴,让乡村医生更有奔头,队伍更加稳定。二是实施乡村医生学历提升激励项目。对成功取得学历提升、考取国家医师资格证书的给予奖励,2023 年有 7 名乡村医生取得大专学历、12 名乡村医生取得执业助理医师资格、3 名乡村医生取得执业医师资格,共兑现激励 2.4 万元。三是提升管理层级。将乡村医生纳入桑植县总医院县乡村一体化管理范围,实行"乡聘村用",县总医院及乡镇卫生院对乡村医生实行人员管理、业务管理、药械管理、绩效考核、待遇保障"五统一"和法律责任、财务核算"两独立"管理。

（二）强化待遇保障，为乡村医生职业化注入内生动力

一是落实财政保障。坚持县级财政统管，增加财政投入 500 余万元，提高薪酬待遇，稳定乡村医生队伍，使乡村医生"专"起来，对纳入一体化聘用管理的乡村医生，统一购买企业职工养老保险、意外伤害保险和医疗责任险。二是提高乡村医生收入。整合乡村医生基本公共卫生服务、基本药物制度补助以及运行经费等项目资金，确保将不低于40% 的基本公共卫生服务项目和经费下沉到村卫生室。实施工资待遇"三统筹"，即统筹基本工资，实行每月独立核算发放；统筹重点岗位，采取工作距离补贴模式向艰苦边远地区倾斜；统筹绩效考核，纳入乡镇卫生院绩效考核，实现多劳多得、优绩优酬。三是乡村医生纳编管理。稳步推进"乡聘村用"的模式，新进的乡村医生应具备全日制医学大专及以上学历或执业（助理）医师资格，服务期不低于 5 年。拓宽乡村医生发展空间，每年还拿出 5% 的乡镇卫生院空缺编制，面向一级乡村医生开展定向招聘纳入编制管理。四是解决离岗乡村医生养老问题。对到龄退出的乡村医生，在现有困难生活补助的基础上，每月提高 180 元，费用纳入财政预算。目前，离岗老年乡村医生生活补助标准提高至每月 300 元。

（三）深化"三医联动"，为乡村医生职业化打造良好环境

一是推进"医疗便民"，让乡村医生执业有资源。将村卫生室纳入桑植县总医院成员，实行行政、人员、资金、业务、绩效、药械"六统一"管理，普及 5G 远程诊疗，推进医学影像、超声心电、临床检验等 9 大业务共享中心和会诊中心延伸村卫生室，实现"乡村检查、县级诊断、结果共认"。二是实施"医药惠民"，让乡村医生执业有药开。各网格服务中心基本药物由桑植县总医院统一配送，乡镇卫生院统筹管理，有效破解了药品耗材储备不足、价格虚高等问题。2022 年统一为村卫生室采购药品达 200 余种，节约采购成本 100 余万元，综合降价比例达 20%，充分保障了村卫生室基本药物供给。三是实施"医保利民"，让乡村医生执业有底气。将符合条件的村卫生室全部纳入医保门诊统筹定点管

埋,打通了医保报销"最后一公里"。按照"总额包干、超支不补、结余留用"原则,将医保基金的90%统一打包拨付给县总医院,县总医院对村卫生室实行按月预付、季度评估、年终清算,减轻了乡村医生垫资压力。

(四)打造雁阵梯队,为乡村医生职业化积蓄长久后劲

一是结对帮扶。创新实施"一师多徒""一徒多师"模式,出台《桑植县总医院执业医师下沉基层服务工作实施办法》,定期到村卫生室"坐诊带徒"。目前,已结成师徒关系128对。二是岗位培训。乡镇卫生院定期对所辖乡村医生进行集中培训和岗前培训,考核合格者方可单独执业。三是定向培养。实施大学生乡村医生专项培养计划,并招用全日制大专学历人员3名。定向培养本土化的乡村医生49名。

二、初步成效

(一)乡村医生收入和诊疗人次稳步提升

乡村医生平均年收入从2.9万元提升至5.5万元,调动了乡村医生的工作积极性,2023年村级就诊人次同比增加3 569人次。县域高血压合并脑卒中发病率同比下降15%、糖尿病严重并发症发病率同比下降10.8%。

(二)村级卫生服务效能得提升

鼓励乡村医生开展中医药服务,在村卫生室建设"中医阁",中医药服务收入占村卫生室年度总收入的40%以上。2023年,已建立居民电子健康表37万份,家庭医生签约服务脱贫户(监测户)、计划生育特殊家庭和四类慢性病(高血压、糖尿病、高脂血症、高尿酸症)人群的签约率、履约率均达100%。

用活"县管乡聘村用"政策
推进乡村卫生服务一体化管理

广西壮族自治区百色市田东县

为提升基本公共卫生服务和基本医疗服务水平,稳定优化乡村医生队伍,筑牢基层医疗卫生服务网底,田东县根据百色市委、市政府出台的《关于进一步提高百色市乡村医疗卫生队伍待遇保障水平的若干政策规定》《百色市乡村医生乡聘村用指导意见》,出台细化文件,并用活"县管乡聘村用"政策,推进乡村医生管理体制改革,解决了乡村医生的后顾之忧,破解了乡村医疗保障难题,激发了乡村医生工作活力,更好地保障农村居民享有均等化的基本公共卫生服务和基本医疗卫生服务。

一、"一个转变"明确身份

全县设立政府办村卫生室 156 个,核定专职乡村医生岗位数 330个,为确保村卫生室订单定向医学生培养工作的顺利实施,预留出 19个岗位用于村卫生室订单定向医学生毕业就业安排。对乡村医生实行专职化管理,即乡村医生在聘任期间不能兼任(职)其他职务(工作)或聘用于其他用人单位等有固定报酬的工作,确保各项工作开展有质有量,为实现乡村医生职业化发展奠定基础。乡村医生与乡镇卫生院签订劳动合同,身份由个体转变为乡镇卫生院聘用人员,乡镇卫生院依法为乡村医生缴纳社会保险费(含职工基本养老保险、失业保险、工伤保险、职工基本医疗保险、生育保险),不仅能使乡村医生享受聘用人员同等待遇,还能有效化解乡村医生的执业风险。

二、"两个办法"强化管理

在全面贯彻《中华人民共和国医师法》《广西壮族自治区乡村医生从业管理办法》《广西乡村卫生服务一体化管理实施方案(试行)》《百色市乡村医生乡聘村用指导意见》等系列文件的基础上,结合田东县实际,出台了《田东县"县管乡聘村用"乡村医生暂行管理办法》(以下简称"《管理办法》")和《田东县"县管乡聘村用"乡村医生绩效考核实施办法(试行)》(以下简称"《考核办法》")。"两个办法"对有关政策进行细化、实化、具体化,增强了政策的可操作性;同时,对相关文件的核心内容予以保留,保持了政策的延续性。《管理办法》明确了乡村医生的职责、准入、退出、待遇保障、日常管理、继续教育、绩效考核等管理机制,进一步提升了乡村医生管理的科学化、规范化、制度化水平。

三、"三个机制"建立体系

"县管乡聘村用"政策的实施及"两个办法"的出台,推动竞聘上岗、考核激励和退出"三个机制"的建立。初步形成符合田东县实际的乡村医生管理制度和养老保障政策体系,稳定和优化了乡村医生队伍。通过竞争机制加快队伍的新陈代谢速度,留住和吸纳高水平人才,使乡村医生队伍焕发生机,逐步提升田东县基层医疗卫生服务能力。初步建立起田东县紧密型乡村医疗卫生服务管理一体化体制机制,进一步推进基层医药卫生体制改革。

四、"四个措施"稳步推进

(一)改革管理模式

村卫生室与所辖乡镇卫生院为同一法人,村卫生室不再设为独立法人单位,只设立负责人。由乡镇卫生院实行机构、人员、业务、药械、财务、绩效考核等统一管理,进一步压实了乡镇卫生院对村卫生室和乡村医生的领导和监督责任,逐步建立起紧密型乡村一体化医疗服务体系,实现从外到内真正的一体化。

(二)加强培训管理

对全县纳入"县管乡聘村用"管理的乡村医生进行岗位培训,培训合格后方可上岗;统一办理医师注册或变更注册手续;同时,采取临床实践、跟班学习、集中培训、远程教育、对口帮扶等方式,对受聘乡村医生开展常态化技能培训,不断提高乡村医生综合素质和医疗卫生服务水平,实现强基础基层的目标。

(三)大力宣传引导

通过召开培训会、政策解读会等方式,加大"县管乡聘村用"《管理办法》《考核办法》等新政策的宣传力度,为实施乡村医生"县管乡聘村用"营造良好的社会环境和舆论氛围,提高基层医务人员对政策的知晓率和理解把握能力,进一步规范乡村医生医疗服务行为。

(四)严格精准考核

制订各专项考核细则,并依托"智慧村医"可视化物联网数据大平台,将"智慧村医"项目与乡村医生日常工作有机结合,实施乡村医生精细、精准量化绩效考核指标,以"智慧村医"平台系统大数据作为考评乡村医生开展日常工作真实性的依据,确保绩效考核的公开透明,有效地提升了田东县基层医疗卫生机构信息化、现代化管理水平,为推进乡村振兴乡村医疗服务奠定坚实基础。

五、多渠道落实待遇

(一)建立基本工资＋绩效增量工资的制度

乡村医生基本工资由县级财政予以保障并足额发放。在职乡村医生工资待遇随所在地"村两委"干部待遇的调整同步调整。乡村医生工资待遇从 2020 年 7 月起按当地村民委员会副主任待遇 1 900 元 /(月·人)给予落实;8 月起工资待遇随村民委员会副主任工资待遇调整至 3 000 元 /(月·人);11 月起,统一实行绩效工资制度,参照事业单位工资发放比例,将 70% 的基本工资作为基础性绩效工资,每月固定发放;另外 30% 作为奖励性绩效工资,主要来源乡村医生提供基本医疗服务收取的一般诊疗费,以及开展中医药适宜技术的治疗收入,作为乡村医生绩效工资总量,经乡镇卫生院考核后按季度发放,充分体现了多劳多得、少劳少得的分配原则。

(二)建立职称或学历激励机制

为鼓励乡村医生进一步提高专业技术水平,对纳入"乡聘村用"管理的在岗乡村医生按职称或学历实行分类补助,分别设置 400 元 /(月·人)、600 元 /(月·人)、800 元 /(月·人)、1 500 元 /(月·人)四个补助档次,并纳入县级财政予以保障。

乡村医生"县管乡聘村用"是实现多方共赢的政策制度。该制度切实解决了乡村医生的身份、待遇、社会保障和事业发展等问题,逐步实现乡村医生的职业化、年轻化、知识化和专业化发展,乡村医生的工作积极性得以充分调动。以稳定和优化村级医疗卫生人才队伍,推动了乡村医生职业化发展,促进乡村医疗卫生事业健康发展,全面提升村级医疗卫生服务整体水平。

建立"五项机制"
调动乡村医生工作积极性

贵州省遵义市习水县

为切实解决村级医疗卫生服务网底不牢,乡村医生队伍不稳等问题,遵义市习水县高度重视乡村医疗卫生服务体系建设,通过建立村卫生室运行管理机制、乡村医生"县管乡聘村用"机制、乡村医生社会养老保险机制、乡村医生获得执业资格激励机制、优化医保支持政策"五项机制",不断改善村卫生室基础设施条件,建立了乡村医生进退机制,保障了乡村医生待遇,稳定了乡村医生队伍,激发了乡村医生工作积极性,筑牢了基层医疗卫生服务网底,提高了基层防病治病和健康管理能力。

一、主要做法

(一)强化村级阵地建设,健全规范管理机制

建立"示范、标准、合格"村卫生室分类管理制度,设立四室分离的规范化标准,县乡按计划、分年度对原有村卫生室进行提档升级,使全县所有村卫生室达到基础设施标准化、诊疗操作规范化、规章制度统一化、服务管理一体化"四化管理"目标,群众看病就医环境不断优化。2021 年以来,县财政累计投入资金 1 000 余万元建设示范村卫生室 65间,实现从有没有到好不好的转变。

（二）强化乡村医生队伍建设，建立"县管乡聘村用"机制

探索实施乡村医生"县管乡聘村用"管理模式。因地制宜落实编制乡村医生和"员额制"乡村医生制度，扩大乡村医生队伍。分级分层落实乡村医生管理体制。县级负责乡村医生网点规划布局、年度校验、项目分派、业务培训。乡镇卫生院将村卫生室纳入一体化管理，实现行政、业务、人员、药械、考核"五统一"。乡村医生与乡镇卫生院签订劳动合同、建立聘用关系，身份由个体转变为乡镇卫生院员额管理人员。对纳入"乡聘村用"管理的乡村医生，统一实行基本工资＋基本保障＋绩效工资制度。乡村医生严格履行相关义务，按时在岗为农村居民提供基本医疗卫生服务和基本公共卫生服务，履行家庭医生签约服务责任，实施基本公共卫生服务项目，执行基本药物制度和城乡居民医疗保险政策等，围绕健教宣传、健康监测、健康档案、用药指导、转诊服务等，为重点管理人群提供健康管理服务。

（三）强化乡村医生待遇保障，建立乡村医生养老保障机制

一是建立乡村医生固定补助财政分担机制。采取以县级财政投入为主，省、市给予适当补助为辅，确保在岗乡村医生财政定额补助不低于600元/（人·月），同时自2023年起，县财政在原有乡村医生财政固定补助的基础上，每年每人再增加2 000元；二是对实施国家基本药物制度的村卫生室，按不低于417元/（人·月）进行补助。年终结合乡村医生服务人口、基本药物采购、医保报销等情况，考核分配结余资金；三是乡镇（街道）卫生院（社区卫生服务中心）与乡村医生签订《政府购买村卫生室基本公共卫生服务项目协议》，通过绩效考核后获得不低于当年服务人口基本公共卫生服务补助资金总额的40%，确保在岗乡村医生"财政定额补助＋政府购买服务"人均待遇不低于5 000元/月。四是落实养老保险政策。自2017年起，全县注册乡村医生全部纳入城镇企业职工养老保险待遇，县级财政每年投入300余万元对参保乡村医生的社会统筹部分进行补助。参保人员年满55周岁或60周岁后，领取养老保险金。对不足缴费年限的乡村医生，到龄离岗后，参照全省离

任村干部补助标准发放生活补助金,补助金由县财政解决。目前,全县退休领取养老金的有37人,每年领取离岗乡村医生补助205人、投入57万余元,切实解决了乡村医生后顾之忧。

(四)强化乡村医生能力提升,建立执业资格激励机制

一是增加"员额制"乡村医生财政补助。在原有财政固定报酬的基础上,每年每人增加"员额制"乡村医生财政预算2 000元,保障其待遇,提升乡村医生服务能力,增强群众信任度和满意度。二是探索乡村医生职称激励机制。出台了乡村医生取得执业(助理)医师资格激励政策,落实获得乡村全科执业助理资格人员一次性奖励3 000元;对取得执业医师、执业助理医师后每月分别增加200元、100元执业医师补助,乡村医生待遇保障进一步改善,干事创业热情显著增强。2023年以来,获得乡村全科执业助理资格人员一次性奖励32人,取得执业医师、执业助理医师101人获得执业医师补助。

(五)优化医保支付政策,调动实施医保积极性

为进一步合理使用医保基金,引导基层首诊,促进村级卫生室和乡村医生队伍稳定发展,在推进"三医联动"改革中,优化村卫生室医保支付政策,取消乡村医生承担的网络费,新增一般诊查费2元、取消5%的医保质量保证金,村卫生室门诊报销由原来的90%提高到95%,医保基金对家庭医生签约服务补助3元,切实保障村卫生室更好为群众提供良好健康服务。

二、取得成效

(一)已经建立乡村医生纳编机制

2023年公开招聘事业编制乡村医生3人,累计"编制村医"38名。安置定向专科生7人,累计培养安置专科定向生87人到村卫生室工作。

（二）乡村医生工资待遇得保障

乡村医生政策性补助平均每人可达 5.4 万元，加上医疗服务收入，乡村医生年平均收入可达 6 万 ~10 万元，切实保障了乡村医生的待遇，激发乡村医生的活力和工作热情。

全面提高乡村医生待遇及保障
优化乡村医生队伍

云南省保山市腾冲市

保山市腾冲市在紧密型县域医共体建设中,着力推进县、乡、村一体化管理,锚定乡村医生向执业(助理)医师转化这一改革目标,从乡村医生的聘用、培养、发展、养老、待遇等方面全面系统地制定了一系列改革措施,促进乡村医生队伍整体赋能提质,切实做好"村级稳"这篇文章。

一、主要做法

(一)健全"四项机制",保障乡村医生待遇逐步提高

一是健全乡村医生补助经费拨付机制。市委、市政府始终秉持无论财政多困难,也必须及时足额拨付乡村医生补助经费的原则,中央、省级下达的基本药物补助中用于乡村医生补助每人每月 700 多元,以及腾冲市本级对乡村医生的生活补助每人每月 400 元,多年来均能保障及时足额拨付到位,从未拖欠。二是健全基本公共卫生服务经费尽量向乡村医生倾斜机制。腾冲市基本公共卫生服务资金采取年初预拨、季度考核结算的方式发放,将基本公共卫生服务不低于 40% 服务内容交由乡村医生开展。目前,乡村医生所占基本公共卫生服务资金比例达到 50%,政府购买基本公共卫生服务费每人每月 2 500 元以上。三是健全医疗服务收入稳增长机制。全面加强村级中医药服务能力建

设,提高中医药服务占比,目前全市95.8%的村卫生所能提供中医药服务。持续加强基层常见病诊疗指南培训,加大国家药品集中采购政策执行力度,降低药品收入占比,提高医疗服务收入占比。2022年腾冲市村卫生所医疗业务收入8 615万元,药占比为68.9%,去除药品收入后诊疗费等收入2 680万元,人均每月收入2 700元,业务水平较高的村卫生所乡村医生月收入达到7 000~8 000元。四是健全优秀乡村医生表彰机制。腾冲市政府每年表彰120名优秀医务工作者,其中包括乡村医生。同时,通过媒体广泛开展优秀乡村医生宣传,营造"尊医重卫"的氛围,增强乡村医生的职业荣誉感。

(二)出台"三保险"政策,破解乡村医生职业保障难题

一是出台乡村医生参加企业职工养老保险政策。2020年起,将符合条件的在职乡村医生全部纳入企业职工养老保险,财政补助部分纳入市财政预算。对正常离任的乡村医生按村医龄给予每年500元一次性生活补助,妥善解决离任乡村医生后顾之忧。二是为在职乡村医生购买工伤保险。自2020年起,市政府为乡村医生购买工伤保险。三是鼓励参加医疗执业责任保险。腾冲市村卫生所和乡村医生全部参加医疗执业责任保险,发生医疗纠纷或医疗事故,由保险公司给予赔偿,年度内赔偿额最高可达75万元,极大地减轻了乡村医生执业风险。

(三)把好"四道关口"加快乡村医生向执业医师转化

一是把好"入口关"。合理核定乡村医生编制,按常住人口的1‰~1.5‰核定乡村医生编制。规定新招录的乡村医生必须具有国家认可的可以参加执业(助理)医师资格考试的中专及以上毕业生,全市88%的乡村医生符合执业(助理)医师资格报考条件。持有执业助理医师、执业医师证书的免笔试直接进入乡村医生招聘面试。允许具有全日制大专以上学历的临床医学、中医学类、中西医结合类等相关专业毕业生免试申请乡村医生执业注册。规定新招录的乡村医生5年内未取得执业(助理)医师资格或者乡村全科执业助理医师资格的,予以解聘。二是把好"激励关"。建立"四优先"激励机制,即对取得执业(助理)

医师资格的,优先安排从事医疗服务岗位、优先到上级医院进行学习培训、优先纳入乡村医生编制管理、优先考虑评先评优,进一步提高了乡村医生参加执业资格考试的积极性。三是把好"培养关"。做好乡村医生继续医学教育工作,采用线上自学和线下学习相结合的方式,全面落实乡村医生培训任务,要求每位乡村医生每年必须获取继续医学教育学分 10 分。突出抓好村卫生所医疗、公共卫生、中医 3 个方面的能力建设,努力为每个村卫生所至少培养 1 名临床骨干乡村医生、1 名慢性病规范诊疗管理乡村医生、1 名中医骨干乡村医生。通过持续的学习培训,腾冲市乡村医生不仅业务能力得到了提升,而且执业(助理)医师考试通过率也得到提高。四是把好"引导关"。大力宣传国家推进乡村医生向执业(助理)医师转化,打造一支专业化、规范化乡村医生队伍的重要性,让全市乡村医生认清基层卫生综合改革发展的方向标,增强在职乡村医生的危机感和紧迫感。组织已通过资格考试的乡村医生交流心得,从而形成带动效应。把乡村医生参加执业(助理)医师的报考率、考试通过率纳入乡镇卫生院院长绩效考核,压实乡镇卫生院院长在宣传动员、督促备考和考前培训等责任。

二、初步成效

(一)乡村医生队伍得优化

全市乡村医生中有执业医师 80 人,执业助理医师 97 人,乡村全科助理医师 237 人,合计 414 人,乡村医生执业(助力)医生占比达 49.9%,执业化水平较高。

(二)村级医疗服务能力得提升

2023 年,腾冲市村卫生所诊疗量 291 万人次,占全市诊疗量的 47.0%,村级医疗卫生服务能力得到明显提升;全市高血压、糖尿病规范管理率分别达到 97.6%、97.1%,控制率分别为 69.7%、56.5%,公共卫生服务能力显著提升。